만병을 낫게 하는

기적의
꾸지뽕
건강법

만병을 낫게 하는

기적의 꾸지뽕 건강법

국내 최초 출간
꾸지뽕의 모든 것!

꾸지뽕 나무, 열매, 잎, 뿌리, 꽃 등 다양한 사진 수록

면역력 강화와 탁월한 항암 효과, 각종 성인병을 예방하는
자연이 내린 신비의 약초

| 글·사진 약산 정구영 |

중앙생활사

추천의 글

건강을 잃은 것은
모두를 잃은 것이다

정구영 선생의 호는 약산(藥山)이다. 오래 전에 약산 정구영이 제자로 입문하였다. 내가 설립한 한국태극권학회와 국민생활체육우슈연합회에 참여하고, 태극권 외 기공 수련을 했다. 지금은 세속을 떠나 전북 진안 산속에서 병고로부터 희망도 없는 사람들에게 건강비법과 양생, 기공, 무예, 풍류, 천연자연요법으로 희망을 주고 있다.

건강을 아무리 강조하여도 넘치지 않는 이유는 세상에서 몸이 가장 귀하기 때문이다. 예로부터 전하는 금언에 '재물을 잃은 것은 조금 잃은 것이요, 명예를 잃는 것은 많이 잃은 것이요, 건강을 잃은 것은 모두를 잃은 것이다'라는 말이 있듯이 건강은 세밀하게 챙기지 않으면 먼 훗날 후회를 하게 되어 있다.

정구영 선생은 모든 사람들에게 몸과 마음의 병을 다스리는 영약(靈藥)으로 가득 채워져 있기를 바라는 간절한 마음에서 병고로부터 해방될 수 있는 〈만병을 낫게 하는 기적의 꾸지뽕 건강법〉 원고를 보여주며 추천을 의뢰하였다.

오늘날 대다수 많은 사람이 마음의 풍요로움이 없이 마치 시속 100km로 질주하는 삶 속에서 병으로부터 자유로울 수 없으며, 건강의 시계는 멈춰 있다고 해도 과언이 아니다. 실로 인간 문화의 어떤 부분이든지 약산 정구영 선생의 머릿속에 들어오면 약이 되고, 마음의 병이 있는 사람에게는 그의 해학으로, 몸에 병이 있는 사람들에게는 심신에 전달되어 질병의 고통을 치유하고 경감시키는 능력을 지닌 특이한 존재이다.

약산 정구영 선생은 2,000년에 중국 하이난도 섬에서 처음 만나 일주일 가까이 함께 지냈다. 낮에는 양생기공과 태극권을 수련하고, 밤에는 문헌자료를 구하러 낯선 땅에서 돌아다니는 것을 보았다. 귀국 후에는 매주 내가 거처하는 곳에 방문하여 같이 태극권을 연마하고 때로는 주변 사람들에게 양생장과 태극권을 가르쳐 주기도 하였다. 점심 때는 동양사상에 대하여 깊이 있는 토론을 하였다.

실로 약산 정구영 선생은 독실한 기독교 신자이면서, 동양의 3대 사상이며 종교인 유교·불교·도교의 사상을 이해하려고 노력하여 상당한 지식수준에 이르러 있다. 그의 대학원 학위 논문의 중요 주제의 하나가 불교 능엄경의 〈소리 수행에 관한 연구〉인 것을 보아도 알 수 있다. 그의 강의를 듣고 있노라면 유학자인지 불교학자인지 선도 도사인지 구별하기 어려울 정도이다.

오늘날 경쟁이 난무하는 세상에서 약산 정구영 선생은 진안 산속에서 힐링 자연치유센타를 운영하면서 문화일보에 매주 월요일 〈약초 이야기〉를 연재하고 있고, 월간조선에서 〈나무 이야기〉, 사람과 산에서 〈나무 열전〉을 연재하였고, 전라매일신문에서 월요일부터 금요일까지 매일 〈식물 이야기〉를 138회까지 연재하기도 했다.

또한 약산 정구영 선생은 연수원, 교육원, 기업체, 지자체(도, 시, 군, 구), 농협, 축협, 협회, 대학원 등 각종 단체의 초청 강의를 위해 정리해 놓은 자료들을 많은 사람들이 접하게 하기 위해 산야초 도감 외 24권의 책으로 출간할 정도로 열정이 대단한 사람이다.

세상에서 유일하게 돈으로 살 수 없는 게 건강이다. 나의 현재의 건강상태는 내가 지금까지 가졌던 식습관의 결과이다. 병을 치유하고 예방하기 위해서는 건강한 몸을 먼저 이해하는 것은 당연한 순서이다. 지금부터라도 욕심을 내려놓고 자연과 교감하며 오염이 안 된 공기, 맑은 물, 긍정적인 생각, 육류가 아닌 효소가 풍부한 채소나 발효식품과 자연식을 접할 때 질병으로부터 해방될 수 있을 것이다.

최근 건강과 관련하여 힐링이 대세이다. 《만병을 낫게 하는 기적의 꾸지뽕 건강법》은 제목부터 흥미롭다. 이 책은 기본적으로 꾸지뽕이라는 약초를 통해 효능과 건강을 소개하고 있으나, 동양사상적 우주론과 한의학적 인체론에 근거하여 건강과 질병을 설명하고 있고, 상당 부분은 현대 의학적 지식을 폭넓게 수용하여 병증별로 이해할 수 있도록 설명하고 있다.

몸에 일어나는 병의 70%가 마음에서 기인한다고 정신신체의학에서는 주장하고 있다. 오늘날 스트레스의 홍수 속에서 살아가는 현대인은 각종 암, 뇌졸중, 치매, 고혈압, 당뇨병, 만성소화기 질환, 정신병 등 각종 스트레스성 질병에 노출되어 있다.

이 책을 통해 그동안 잊고 살았던 자연으로 돌아가 멈추어 있던 건강의 시계를 돌리고, 약산 정구영처럼 100세 청년처럼 건강하기를 바라면서 독자들에게 일독을 권한다. 자연과 교감하며 《만병을 낮게 하는 기적의 꾸지뽕 건강법》을 읽으면서 삶과 건강의 질을 높이길 바란다.

화산 따상방에서
의학박사 **이동호**

건강한 몸을 예방하고 병든 몸은 자연물에 맡겨라!

오늘날 현대인들의 건강의 시계는 멈춰있다고 해도 과언이 아니다. 현재 나의 몸은 건강한 몸인가? 불건강한 몸인가? 스스로 묻고 또 물어야 한다. 나의 병을 고쳐주는 의사는 어디에 있단 말인가? 나의 병을 고쳐주는 게 진짜 의사이다.

필자가 대학원을 다닐 때 매주 토요일 서울시 한의사협회 유승원 명예회장이 운영하는 한의원에서 산야초의 비방을 사사받을 기회가 있었다. 그때 우스갯소리로 "돈은 의사가 챙기고, 병은 스스로 고친다."라고 하시면서 "최고의 양생은 건강할 때 몸을 챙기는 것이고, 병든 몸은 자연물을 이용해 자기 스스로 고칠 수 있다."고 하셨다.

그렇다. 건강할 때는 건강의 소중함을 잊고 있다가 어느 날 성인병이나 난치병 혹은 암에 걸렸을 때 병원이나 한의원을 찾아가 치료를 받고도 낫지 않음을 경험한 적이 있을 것이다.

　오늘날 대다수 의료인들은 병을 치료하는 의료의 본질에 충실하지 않기 때문에 선진의료라고 하는 양의와 한의조차 협진은 거의 없는 현실 속에서 현대의학이든 동양의학이든 민간요법이든 병을 치료하면 되지만 현실은 그렇지 못하다.

　하지만, 정작 나의 병을 고쳐주지 못하는 현실에 직면한 사람들은 말한다. 제도권 의학에서는 환자의 치료에 최선을 다하고 있다고 하지만, 자신들의 영역이나 이권을 침해 받으면 설사 그것이 옳다고 해도 공격하는 세상이지 않은가?

　솔직히 환자 입장에서 양의면 어떻고, 한의면 어떻고, 민간의학이면 어떻고, 침이면 어떻고, 뜸이면 어떻고, 주사면 어떻고, 천연요법이면 어떻고, 운동이면 어떤가? 왜 상대가 하는 것을 부정하고 집단적으로 서로 비난을 하는가? 그 이유는 자기 영역을 지키겠다는 단 한 가지 이유 때문일 것이다.

　세상에서 가장 귀한 게 건강한 몸이다. 시간과 돈을 투자해서 업그레이드하고 싶어도 되지 않는 게 건강 아닌가? 사람은 생로병사의 과정을 거치기도 하지만, 세월호 침몰처럼 피워보지도 못하고 생을 마감하는 경우도 있다. 지금 현재가 가장 중요하지만 건강을 챙기지 않는 게 문제다.

현대인들의 병든 몸의 해독제는 자연밖에 없다. 왜냐하면 자연은 사람을 찌든 영혼과 육신을 소생시켜주기 때문에 인간이 마지막으로 기댈 곳은 자연뿐이다. 자연 속에서 우리 자신을 돌아보는 일을 게을리 하지 않아야 너도 살고 나도 산다.

환자가 병원에 가면 체중을 재고 혈압을 체크하듯이 평상시 표준 체중과 혈압이 건강의 기본이다. 과체중에 혈압이 상승하면 온갖 병이 찾아온다. 그리고 "지금 현재 나의 건강 상태는 생활습관과 식습관의 결과다."라고 간절히 말하고 싶다.

인생을 건강 장수로 보석처럼 살 것인지 병든 노인으로 화석(化石)으로 지낼 것인지는 개인의 노력에 달렸다. 건강을 잃으면 세상의 어느 것도 소용없기 때문에 평소에 꽃을 가꾸듯이 세밀하게 몸과 마음을 챙겨야 한다. 그리고 자기의 삶을 스스로 늘 지켜보는 일이 시급하다. 지금 이 순간이 나에게 주어진 마지막 순간인 것처럼 살아야 한다.

건강서적은 날마다 출간되고 있지만, 아쉬운 것은 지금까지 꾸지뽕 서적이 단 한 권도 없다는 사실이다. 꾸지뽕에 대한 성분 분석이나 생리 활성에 대한 논문도 몇 편에 불과하다.

중앙생활사 김용주 대표께서 자연이 내린 기적의 생명 나무인 "꾸지뽕에 대하여 책을 쓸 수 있나요?"라는 권유를 받고 인터넷을 검색하고, 대형 서점을 가서 검색하고, 농촌진흥청, 농업기술원 등을 방문하여 의뢰를 해도 전무한 상태였다.

필자는 인생의 태반을 산을 다니며 자연과 교감하며 살았다. 그동안 나무와 산야초 외 20권 이상 저서를 내고 연재를 꾸준히 했다. 산을 다니며 쌓아 온 공력으로 국내에서 최초로 《만병을 낫게 하는 기적의 꾸지뽕 건강법》이란 제목으로 책을 쓰게 되었다.

부록에 돈 버는 나무 이야기와 생명의 근원인 흙에 대하여 실용적으로 기술하여, 농민과 귀농·귀촌자들이 꾸지뽕으로 경제적으로 소득을 올리는 데 도움을 줄 수 있게 구성했다. 또한 대다수 국민들 그리고 암, 당뇨, 고혈압, 고지혈증, 성인병 환자들에게 희망을 줄 것으로 확신한다.

십승지에서

약산 **정구영**

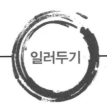

① 우리나라에서 자생하는 토종 꾸지뽕과 개량종을 선택하여 자연분류 방식을 떠
나 편의상으로 실었다.

② 꾸지뽕의 형태학적인 고증은 생략하고, 이용하는 부위와 식용, 약용법, 약선, 술,
환, 효소 등을 만드는 방법을 수록하였다.

③ 한약요법은 통상 한의원에서 일반적으로 처방하는 방법으로 기술하였고, 민간
요법은 전통적으로 국립문화연구소 민간의약과 《민간에서 약초를 식용과 약용
으로 활용하는 방법》, 약리 실험과 효능은 배기환의 《약용식물》, 안덕균의 《한
국보초도감》에서 발췌했다.

④ 꾸지뽕의 성분분석 및 생리활성은 꾸지뽕 약초골에서 대학 연구기관에 의뢰한
실험 결과를 발췌하였고, 그 외 농업기술실용재단, 농촌생활연구소, 제주 북부
농업기술센타, 전라북도 농업기술원, 전라남도 산림자원연구소, 고성군 농업기
술센타 등의 연구자료를 참고하였다.

⑤ 돈 버는 나무 이야기의 참고문헌은 책 말미에 수록하였다.

⑥ 이 책은 국민건강을 도모하는 목적이 있지만, 의학과 한의학 전문서적이 아니므
로 여기에 수록된 약선이나 효소 음용법을 제외한 꾸지뽕를 응용해 달여 먹으려
면 반드시 한의사의 처방을 받아야 한다.

CONTENTS

서론

꾸지뽕나무

본론

1장 내 몸을 살리는 기적의 꾸지뽕나무

2장 현대과학으로 밝혀진 꾸지뽕의 효능

3장 꾸지뽕 재배

4장 꾸지뽕의 실용적 이용

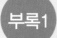

1장 돈 버는 나무 이야기

2장 흙과 생명 이야기

부록2

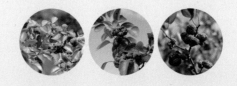

사람이 고칠 수 없는 병은 꾸지뽕에 맡겨라!

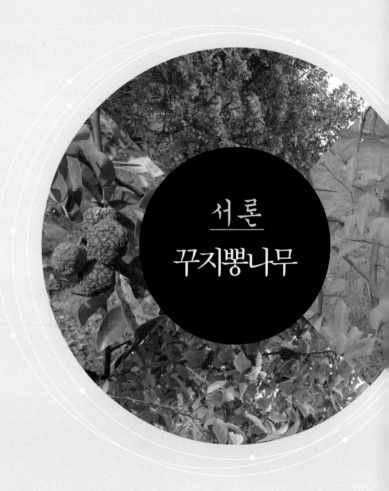

서론

꾸지뽕나무

꾸지뽕나무

학명 *Cudrania tricuspidata*
한약명 자목(柘木)

계	식 물	**생육상**	갈잎작은큰키나무
과	뽕나무과(Moraceae)	**개화시기**	5~6월
채취시기	봄~여름(잎), 가을 (열매), 겨울(뿌리)	**다른 이름**	돌뽕나무, 활뽕나무 가시뽕나무, 상자

❶ 모양새

높이는 8m 정도이고, 가지에 가시가 나 있다. 꽃은 5~6월에 암수딴그루로 연노란색으로 핀다. 9~10월에 둥글게 적색 수과로 여문다. 최근에는 가시가 없는 꾸지뽕나무도 개발되어 관리가 수월해졌다.

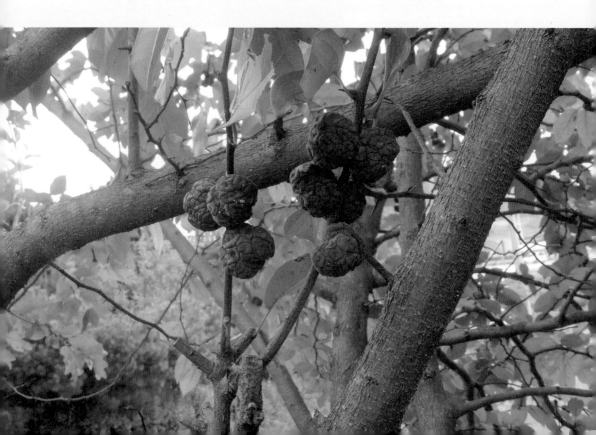

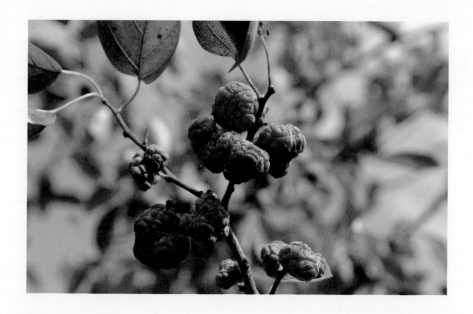

❷ 부위별 생김새

(1) 열 매

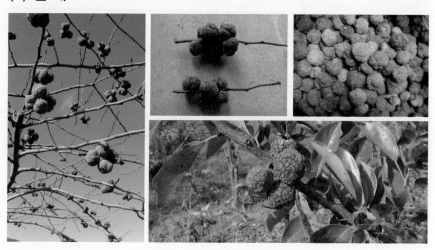

(2) 잎

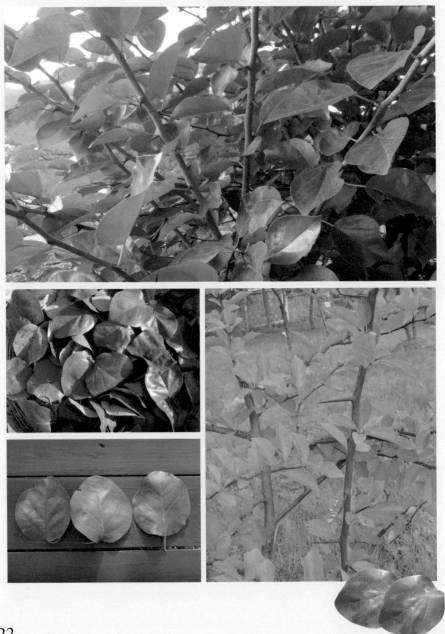

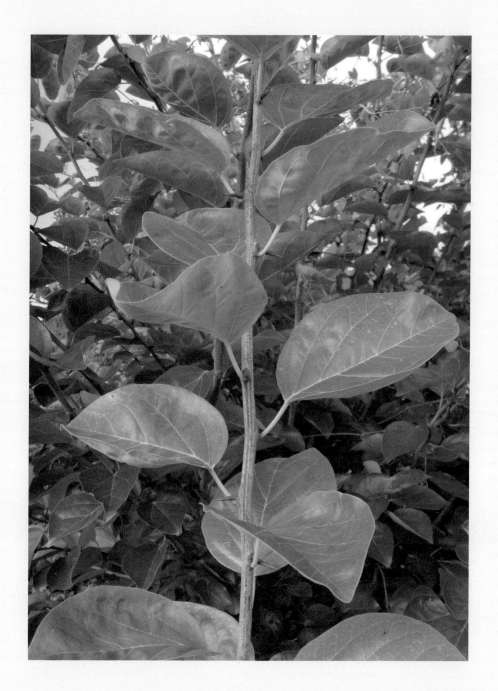

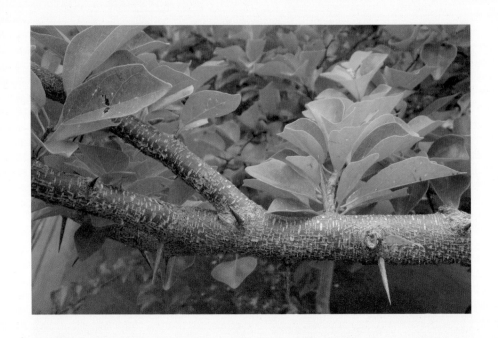

(3) 가 지

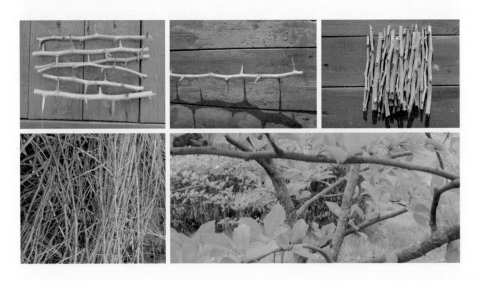

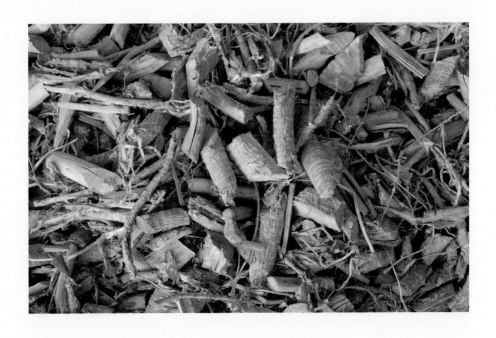

(4) 뿌 리

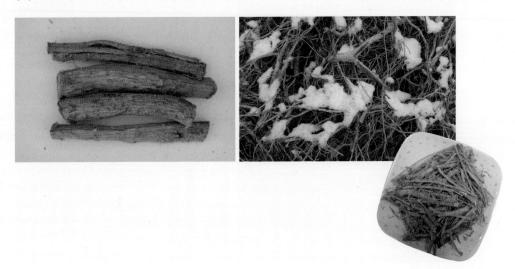

(1) 효능

《본초강목》같은 전통의서에 따
르면 꾸지뽕나무는 각종 암에 좋은
것으로 알려져 있다.

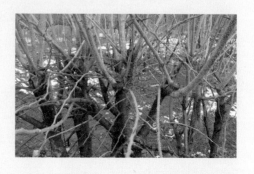

최근 임상 실험을 통해 꾸지뽕나
무에서 추출한 목초액과 뿌리 속껍
질 40g을 식초에 1시간 동안 담근
것을 식도암과 위암 환자가 상복 후 빠르게 회복되었다는 사실이 입증되었다.

동물 실험에서 뿌리와 껍질은 복수암 억제율이 51.8%, 체외 실험에서는 암
세포에 대한 억제율이 70~90%로 밝혀졌다.

다만 TV 등 여러 매체에서 꾸지뽕나무가 각종 암에 효능이 있다고 알려지면
서 재배용 외에는 멸종 위기를 맞고 있다.

또한 약리 실험에서 항암작용, 항산화작용, 혈당 강하작용, 혈압 강하작용
이 있는 것으로 밝혀졌다.

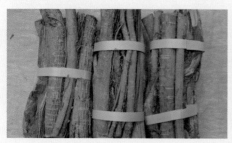
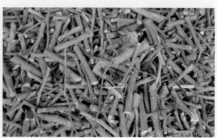

(2) 용 도

꾸지뽕나무는 식용과 약용으로의 가치가 매우 높다. 잎, 열매, 가지, 뿌리 모두를 쓰고, 와인, 효소, 환, 차(茶), 반찬 등으로 만들어서 먹는다.

봄에 부드러운 잎을 따서 깻잎처럼 양념에 재어 장아찌로 먹을 수 있고, 잎을 그늘에 말려 차관이나 주전자에 넣고 끓여 꿀을 타서 차(茶)로 마실 수 있고, 가을에는 성숙된 열매를 생으로 먹거나 술을 담가 먹을 수 있다.

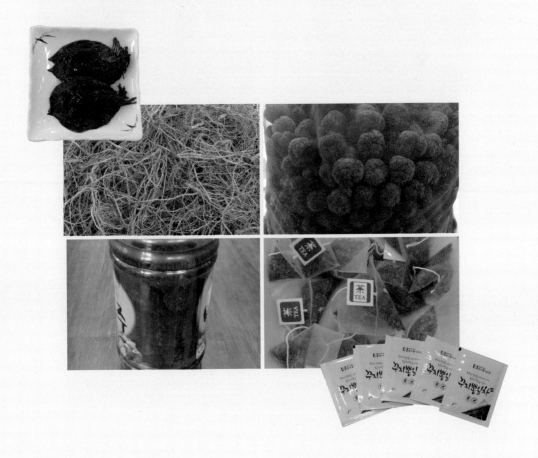

꾸지뽕나무 잎이나 열매로 효소를 만들 때는 봄에는 잎을, 가을에는 성숙된 열매를 따서 항아리나 용기에 넣고 설탕이나 시럽을 붓는다. 그리고 100일 정도 발효를 시킨 후에 효소 1에 찬물 5의 비율로 희석해서 마신다.

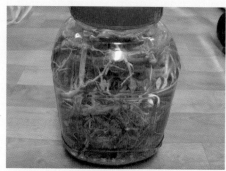
뿌리 부위를 이용해 술을 담근 모습

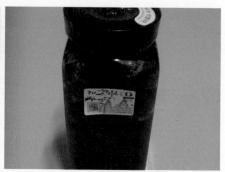
열매효소 제품

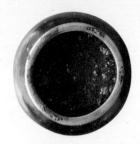

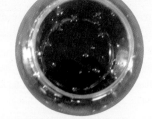

꾸지뽕으로 효소를 담근 모습

뛰어난 맛과 효능의 꾸지뽕

꾸지뽕나무(Cudrania tricuspidata)는 뽕나무과에 속한 작은 키 나무로, 생김새가 뽕나무를 닮아 '꾸지뽕나무'라는 이름을 갖고 있지만, 뽕나무보다도 효능이 몇 배나 뛰어나 근래 각광받는 약용나무다. 자체 면역력이 높아, 농약 없이도 병충해를 입지 않는다고 알려진 꾸지뽕나무는 천혜의 유기 농산물이라 불린다.

9~10월 즈음 수확하는 빨간 꾸지뽕나무 열매는 맛이 뛰어나며, 효능 또한 우수하다. 꾸지뽕의 치료 및 예방효과는 민간에서는 이미 오랜 세월 전해져 내려오고 있는데, 2,000년대 이후 연구기관들의 꾸지뽕 관련 연구들도 꾸준히 늘어 100여 편 이상의 논문이 발표됐으며, 꾸지뽕 추출물을 이용한 실험들에서 탁월한 항암효과가 여러 차례 입증됐다.

현재 국내에서 꾸지뽕 접목묘를 통해 고품질의 꾸지뽕 열매를 생산하는 농가는 100 농가 이내이며, 연간 1톤 이상 생산하는 농가의 수는 50 농가 이하로 추정된다. 현재 판매되고 있는 열매가격은 인터넷을 통한 개인의 소액 주문 구매는 1kg당 1만 5,000원~2만 원, 중간 도매상인의 생산 현지 구매가격은 그 절반 수준이다.

농가 입장에서 꾸지뽕나무의 또 다른 우수함은 낮은 관리비용에 있다. 병충해에 강하고 까다롭지 않은 생육조건으로 인해 재배가 용이하며, 타 작물들에 비해 현저히 낮은 관리비용(사과재배 관리비의 20% 이하), 여러 연구들을 통해 입증된 약리적 효과, 그리고 실질적으로 국내에서만 서식하는 자생식물로서의 고유성 등 국제자유무역(FTA)의 칼바람 속에서도 우리의 수출용 농산품목으로 기대할 수 있는 경쟁력을 갖춘 고부가가치 작물이다.

우리나라의 대표적인 토종 자생식물자원으로서 꾸지뽕나무는 고수익을 올릴 수 있는 매력적인 수종인 것이다. 곶감의 맛과 유사한 달콤한 맛의 과일이면서도 동시에 당뇨, 항암, 변비 예방 등의 뛰어난 효능을 가지고 있어 수 년 내 오미자 이상으로 시장규모가 확대될 것으로 전망된다.

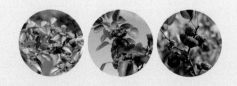

醫는 하나, 醫學은 여럿, 民間療法은 수천

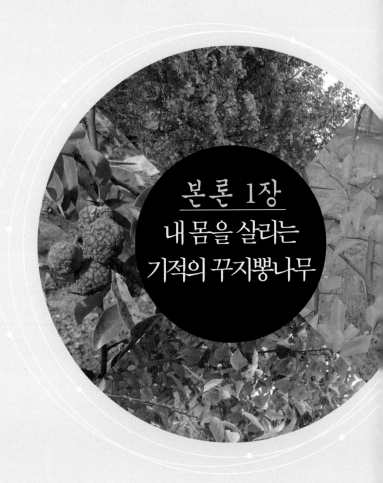

본론 1장
내 몸을 살리는
기적의 꾸지뽕나무

현대인의 성인병과 난치병
꾸지뽕에 맡겨라!

사람에게 최대 화두는 '건강과 행복'이다.
수명만 늘고 건강은 받쳐주지 않는 현실,
한국인 네 명 중 한 명 이상이 암으로 죽는다는 사실을 아는가?

세계 최고의 상인 노벨상을 식초(1945년, 1953년, 1964년)나
효소(1946년, 1962년 외)를 연구한 과학자가 수상한 사실을 지금이
라도 알았다면,

자연이 내린 기적의 꾸지뽕나무에 대하여
귀를 쫑긋하게 세우고 관심을 가진다면 건강을 유지할 수 있다.
우리가 몰랐던 꾸지뽕나무야 말로 생명을 유지하는 데 필수적이고,
건강 동행의 최고 파트너이다.

최근 인간의 몸에 대한 관심이 뜨겁다. 몸과 마음을 다양한 분야에서 모색
하면서 느림이 관심을 끌고 있다. 행복이 스피드 순이 아니라는 것을 깨닫고
느림의 삶으로 유턴하고 있다.

인생은 속도가 아니라 방향이다. 우리는 너무나 바쁘게 서두르며 앞만 보고

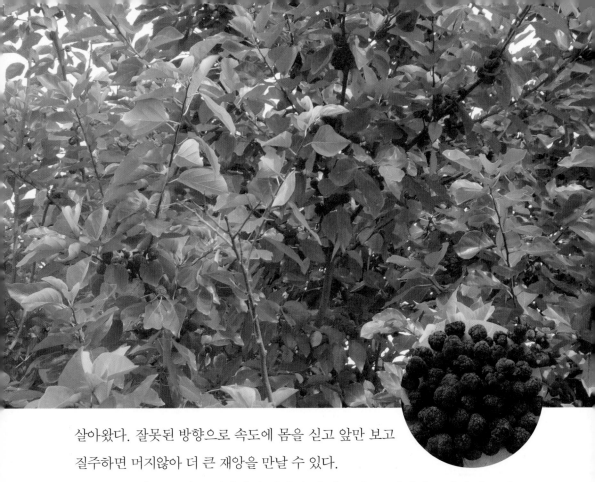

살아왔다. 잘못된 방향으로 속도에 몸을 싣고 앞만 보고
질주하면 머지않아 더 큰 재앙을 만날 수 있다.

지금부터라도 느림을 예찬하며 인간의 가치를 알고, 자연과 교감하며 소박
한 진리를 깨달으며 잃어버린 정체성을 총체적으로 회복해야 한다.

모든 것이 인터넷으로 처리되는 급변하는 시대 속에서 살면서 우리의 삶이
원시인이나 고대인보다 행복하다고 생각할지도 모른다. 그러나 그것은 현대
인으로서의 오만이다.

나는 왜 사는가? 어디로 향해 가는가? 근본적이고 본질적인 문제에 대하여
스스로 묻고 또 묻고 물어야 한다. 그리고 지금 추구하며 하는 일이 나의 삶의

질을 향상시키고 건강을 업그레이드하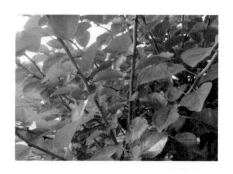
고 있는지 점검해야 한다.

　세상에서 가장 귀한 몸을 지켜주는
것은 식물이다. 사람은 식물을 떠나서
살 수 없다. 약초, 산야초, 약용식물에
건강의 비밀이 숨겨져 있다.

　의학의 발전으로 평균 수명은 늘고 있으나, 아직도 치료하지 못하는 당뇨·
암·난치병 등에 대하여 한방요법·자연요법·민간요법·보완대체요법을
통해 건강을 되찾는 것을 주위에서 종종 목격한다.

　현대인의 화두(話頭)는 건강과 행복이다. 사람들은 행복을 추구하면서도 '무
엇이 잘 사는 것일까?' 이런 물음 앞에선 건강과 마음의 시계가 멈춰 있다.

　1983년에는 한 해 사망자 25만 명 중 3만 명이 암으로 죽었고, 두 배 넘는 7
만 명이 순환기 계통 질병으로 세상을 떠났다.

　오늘날 100세 시대에 살고 있지만 한국인 네 명 중 한 명 이상이 암으로 죽
는다는 사실이 충격적이면서도 나와는 상관없다고 생각하는 게 문제다. 국가
별 평균수명이 중요한 게 아니라 개인별 행복지수와 건강수명이 중요하다는
것을 깨닫는 게 시급하다.

　건강할 때는 건강의 소중함을 잊고 있다가 어느 날 난치병이나 암에 걸렸을
때 병원이나 한의원을 찾아가 치료를 받고도 낫지 않음을 경험한 적이 있을
것이다.

과연 나는 건강한 몸인가? 스스로 묻지 않을 수 없다. 나의 병을 고쳐주는 의사는 어디에 있단 말인가? 나의 병을 고쳐주는 게 진짜 의사가 아닌가? 현대의학이든 동양의학이든 민간요법이든 병을 치료하면 된다.

오늘날 의학의 발달로 100세 시대를 살면서 도심과 아파트 주변 건물은 병원과 약국으로 즐비하고 대형 병원마다 환자는 넘치고 있지만, 오늘날 대다수 의료인들이 병을 치료하는 의료의 본질에 충실하지 않기 때문에 선진의료라고 하는 양의와 한의조차 협진은 없고, 서로 부정하면서 갈등하고 공격을 하는 현실에 탄식만 나올 뿐이다.

정작 나의 병을 고쳐주지 못하는 현실에 직면한 사람들은 말한다. 치료는 뒷전이고 자신들의 이권을 침해받으면 설령 그것이 옳다고 해도 공격하는 세상이라고 말이다.

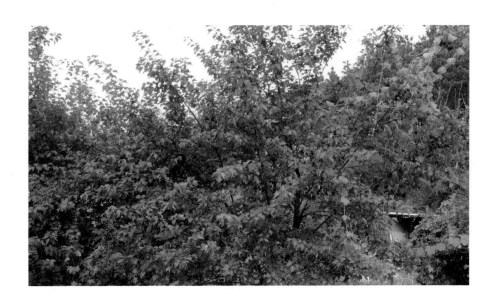

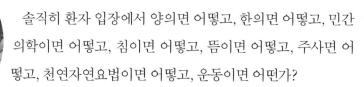

솔직히 환자 입장에서 양의면 어떻고, 한의면 어떻고, 민간 의학이면 어떻고, 침이면 어떻고, 뜸이면 어떻고, 주사면 어떻고, 천연자연요법이면 어떻고, 운동이면 어떤가?

왜 상대가 하는 것을 부정하고 집단적으로 서로 비난을 하는 것은 자기 영역을 지키겠다는 단 한 가지 이유 때문이다.

약(藥)이라는 한자는 태양(日)의 빛(丿)을 받아 자라난 어린 풀(草)과 나무(木)가 조합된 글자로, 고대 갑골문을 보면 약(藥)자는 풀(草)과 즐거울 락(樂)으로 만들어진 글자로 '즐거움을 주는 풀'이란 뜻이다.

우리 땅에서 자라는 식물이나 약용 식물을 제대로 먹었을 때 건강할 수 있다. 우리가 먹고 있는 대부분의 천연약물은 식물에서 추출하고 있고, 각종 병을 치료할 수 있는 식물은 약 22,000여 종으로 건강의 비밀 열쇠이다.

하늘이 준 약용 식물은 몸이 아플 때만 먹는 것으로 알고 있지만 그것은 식물에 대한 오만이다.

그동안 관심 밖에 있었던 암, 당뇨, 고혈압에 좋다는 꾸지뽕을 비롯하여 각종 약용 식물에 대한 기본 상식만 알고 있어도 자신의 건강은 물론 가족의 건강을 지킬 수 있다.

사람은 언젠가는 죽는다. 이 세상에는 건강하게 하는 약은 존재하나, 장생불사의 약은 존재하지 않는다.

정신적인 풍요로움 없이 바쁘게 사는 사람은 100세 시대에 살면서도 '수명

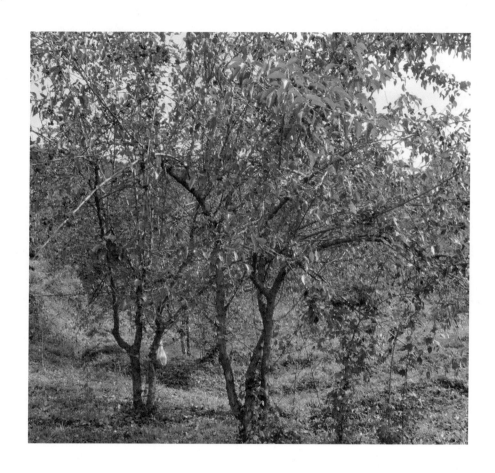

은 늘고 건강은 받쳐주지 않는 현실 속에서 아프고 외롭고 돈 없는 마지막 10
년의 삼중고'에서 헤어나지 못하고 죽는다.

지금부터라도 자연을 가까이 하고 마음을 넉넉하게 하고 자연이 준 약초에
관심을 가져야 하는 이유다.

불로초(不老草)는 늙지 않는다는 뜻의 '불로(不老)'와 풀 '초(草)'가 합쳐진 명사

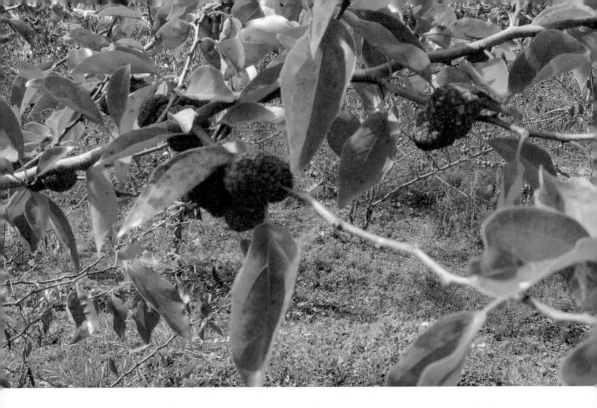

로, 도교에서 신비의 영약의 풀로 불로초를 찾았고, 우리 조상도 식용, 약용으로 식물을 활용하였고, 현대의학에서도 식물에서 찾고 있는 중이다.

암은 불치병이 아니다. 조기에 발견하면 고칠 수 있는 병이다. 의사들은 암덩어리가 얼마나 큰지, 신체 다른 부위에 얼마나 번졌는지 보고 병기를 가늠한다.

1기는 대개 암 크기가 작고, 처음 발견된 장기에만 있는 단계이고, 2~3기는 암 덩어리가 커졌거나 주변 림프절까지 번진 단계, 4기는 림프절을 넘어 다른 장기까지 퍼진 단계를 말한다. 4기를 훌쩍 지나 더 이상 수술도 항암제도 안 듣고 전신이 쇠약해지는 시기가 말기이다.

꾸지뽕나무의 한약명은 목질부를 자목(柘木), 줄기와 뿌리껍질을 자목백피

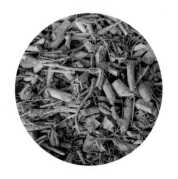

(柘木白皮), 줄기와 잎을 자수경엽(柘樹莖葉)이라 부른 다. 성미는 味는 甘하고, 性은 寒하고, 귀경은 肝, 肺, 腎經에 들어간다.

약용식물 중에서 꾸지뽕나무는 부작용이 전혀 없고 조경수보다는 식용과 약용으로 가치가 높다.

최근 꾸지뽕나무의 잎, 가지, 열매, 뿌리를 이용한 약용 및 건강식품의 원료로 이용하기 위해서 농가에서 재배가 늘어나고 있고, 재배면적이 증가하는 추세이고, 지자체나 농업기술센터에서 지원을 하고 있다.

항암에 좋다는 주목나무 껍질에서 탁솔(Taxol), 주목나무 잎에서 탁소테레(Taxotere)를 추출한 이후, 2008년 미국 워싱턴대학 연구팀이 〈암 저널〉에서 '개똥쑥이 기존의 암 환자에게 부작용은 최소화하면서 항암 효과가 1,000배 이상 높은 항암제로 기대된다'고 밝혀 화제가 되었다.

MBC 다큐멘터리 〈약초전쟁〉에서 꾸지뽕은 4대(꾸지뽕나무, 느릅나무, 하고초, 와송) 약초로 방영되었고, 종편 MBN 〈천기누설〉에서 식후 혈당이 300이 넘어 발가락 상처가 잘 낫지 않아 잘라내야 한다는 진단을 받고 꾸지뽕을 꾸준히 복용한 결과 식후 혈당이 110으로 떨어졌다는 사례가 있다.

또한 유방암이 갑상선암으로 전이된 사람이 9년이 지난 지금까지 건강하게 살아가고 있다는 것, 그 외 여러 논문과 전남도보건환경연구원 논문에서 암세포의 성장을 억제하는 것으로 언급되면서 주목을 받고 있다.

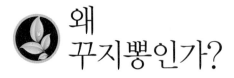

왜
꾸지뽕인가?

꾸지뽕나무는 뽕나무라는 이름을 가지고 있으나 산림자원으로 분류되어 있다. 그동안 농과원에서는 꾸지뽕나무 번식법 개발 및 열매 생산 기술 등 기초 기술만을 개발하여 왔다.

최근에 꾸지뽕나무가 주목을 받게 된 것은 식물의 자기방어물질인 플라보노이드가 함유되어 있어 면역력 증가는 물론 항암, 혈당 강하, 혈압 강하에 효

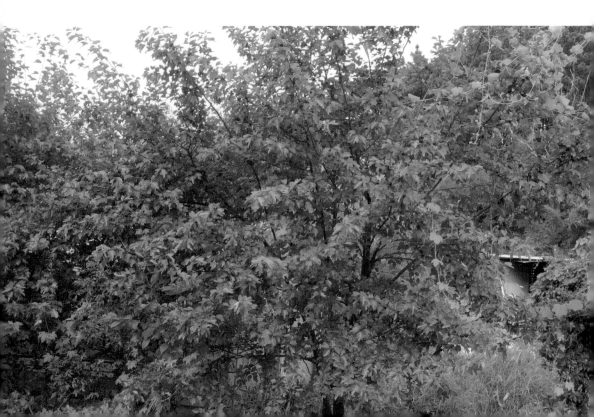

능이 있기 때문에 산에서 자생하는 자연산인 토종 꾸지뽕은 멸종 위기를 맞고 있다.

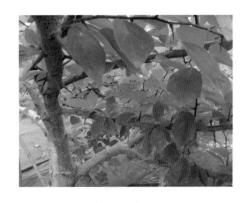

꾸지뽕은 남부지방 양지바른 산기슭이나 밭둑, 마을 주변에서 자란다. 식용, 약용으로 가치가 크고, 돈이 되고, 농민, 귀촌인, 전업농에게 안정적으로 고수익을 주기 때문에 재배가 늘고 있는 추세다.

꾸지뽕은 《동의보감》에서 항암, 혈당 강하, 기관지 천식, 부인병 예방, 스트레스 해소에 좋은 것으로 기록되어 있고, 그 외 《식물본초》, 《생초약성비요》, 《본초구원》, 전통 의서 등에 효능과 효과가 언급되어 있다. 현재 식물과 약초에 대한 서적은 많으나 꾸지뽕 저서는 없다.

아쉬운 것은 농촌진흥청에서도 꾸지뽕나무의 연구가 거의 없고, 전라북도 농업기술원 약용자원연구소, 대통영농조합법인에서 대학교 연구기관에 꾸지뽕의 성분 분석 및 생리 활성을 의뢰하여 연구가 진행 중이고, 농촌생활연구소, 북제주시 농업기술센타, 농업기술실용재단, 전라남도 산림자원연구소, 고성군 농업기술센타 등에서 연구가 이루어지고 있을 뿐이다.

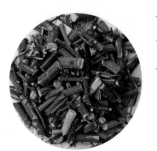

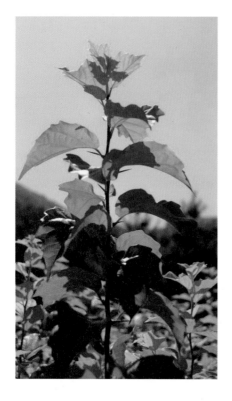

중국에서는 꾸지뽕나무를 자목, 상자, 자황으로 부른다. 뽕나무를 닮았다 하여 구지뽕나무, 가지에 가시가 있다 하여 굿가시나무, 황해도 지방에서는 활을 쏘는 활의 재료로 사용되었다 하여 활뽕나무라고 부른다.

제주도에는 일반 꾸지뽕나무와 가시가 전혀 없는 민가시뽕나무가 자라고 있다. 일반 육지에서는 민가시 꾸지뽕나무가 자라지 않지만, 요즘은 가시가 없는 꾸지뽕나무가 개량되어 관리가 용이해졌다.

꾸지뽕나무가 조경수로의 공급은 전무한 실정이지만, 독립수로 키우면 꽤 크게 자라기 때문에 공원수나 조경수로 쓸 수 있다.

가을에 열매가 익었을 때는 새가 찾기 때문에 공원이나 자연생태원에서의 조류 유치목으로 유용하다.

꾸지뽕나무는 묘목 값 외에 다른 비용이 들어가지 않아 초기투자비용이 적게 들어가며 수명은 길기 때문에 3년 이상이면 매년 수확을 할 수 있는 돈이 되는 나무이다. 다른 과일나무(포도, 배, 복숭아 등)들이 반드시 해야 하는 적과

나 봉지싸기 등이 필요 없고, 전지 등도 특별한 기술이 요구되지 않는다.

　우리 조상은 꾸지뽕나무를 양잠이나 약용으로 이용하여 마을 주변에 많이 심었다. 개똥쑥의 항암 효과가 알려지기 전까지 전통 의서나 《본초강목》에서 꾸지뽕나무는 각종 암에 좋은 것으로 알려져 있는 약초였다.

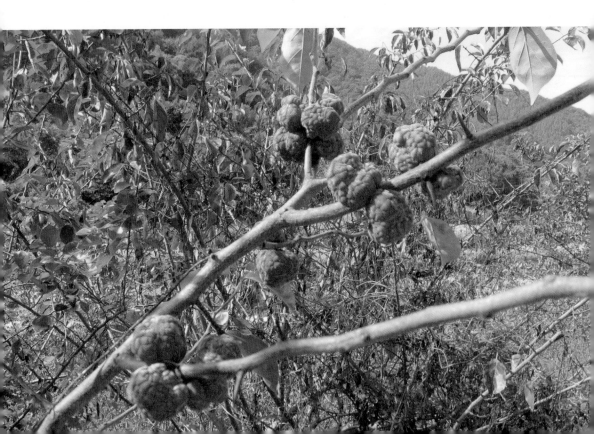

　꾸지뽕나무는 뽕나무과의 낙엽성 소교목 또는 관목으로 높이 6~8m 정도이고, 잎은 어긋나고, 잎과 열매를 자르면 우유 같은 흰 액이 나온다. 가지에 날카로운 가시가 있지만, 가시가 없는 개체도 있다.

　최근에는 가시가 없는 꾸지뽕나무를 개발하여 관리가 수월해졌다. 꽃은

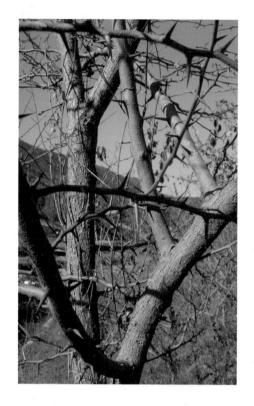

5~6월에 암수딴그루로 잎겨드랑이에서 연노란색으로 피고, 열매는 9~10월에 둥글게 적색으로 여문다.

우리 조상은 누에를 기를 때 뽕잎이 고갈되면 꾸지뽕의 잎을 대용으로 쓰기도 했다. 본초도감에서는 꾸지뽕나무로 양잠을 할 수 있고, 자황(柘黃)의 나무에서 황적색의 염료를 얻어 썼고, 꾸지뽕잎을 먹인 누에가 만든 실은 몹시 질기고 품질이 뛰어나서 최고급 거문고 줄은 반드시 꾸지뽕잎으로 기른 누에에서 뽑은 명주실을 쓰기도 했다.

중국 노(魯)나라 주공(周公)은 2,500년 전에 《이아(爾雅)》에서 '석목(釋木)'이라 하여, 99종의 나무 중에서 뽕나무 종류를 여상(女桑), 산상(山桑) 등으로 분류하고 있다. 또한 《사기(史記)》에서 '까마귀가 꾸지뽕나무의 가지 위에 앉아 있다가 날아가려고 할 때 나무의 가지가 연해서 휘어질 정도로 탄력이 있어 상자(桑柘)는 나무가 강인하여 활로 만들었다'고 기록하고 있다.

대부분 열매를 많이 맺는 식물은 수명이 짧은 데 반하여, 꾸지뽕나무는 한 번 심어 놓으면 수십 년을 살기 때문에 자손에게 대를 이어서 수확을 할 수 있는 장점이 있다.

꾸지뽕나무는 일 년 내내 채취가 가능하고, 부작용이 없고 버릴 게 없다. 잎, 뿌리껍질에는 여러 가지 생리활성 물질이 있어, 암세포의 성장 억제, 항산화 활성 및 혈당 강하 효과 등이 있는 것으로 알려져 있어, 예로부터 민간의약으로 많이 이용되어 왔다.

· 한방요법
목질부를 자목(柘木), 줄기와 뿌리껍질을 자목백피(柘木白皮), 줄기와 잎을 자수경엽(柘樹莖葉)으로 부른다. 주로 암, 당뇨병, 고혈압, 고지혈증, 부인병 등에 다른 약재와 처방한다.

· 민간요법
봄에 부드러운 잎을 따서 깻잎처럼 양념에 재어 장아찌로, 잎을 그늘에 말려서 차(茶)로, 성숙한 열매를 따서 생으로 먹거나, 술이나 효소를 담가 먹었다. 당뇨와 고혈압이 있을시 가지와 뿌리를 물에 달여 먹었다.

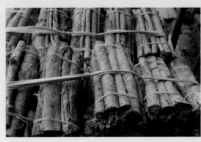
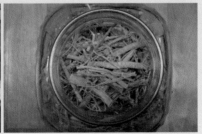

꾸지뽕나무는
생명을 살리는 나무

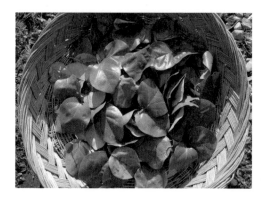

　일반 뽕나무와는 달리 토종 꾸지뽕나무는 가지에 가시가 달려 있지만, 요즘은 접목을 통해 가시가 없는 품종이 개량되었고, 잎의 가장자리는 밋밋하다. 우리나라에서는 남부지방의 야산에 많이 자란다. 꾸지뽕나무는 은행나무처럼 암그루와 수그루가 같이 있어야 열매를 맺는다.

　꾸지뽕나무는 일 년 내내 채취할 수 있다. 뿌리를 파내어 측근을 제거하고, 깨끗이 씻어 수분이 충분이 스며들면 비스듬히 썰어서 얇은 조각으로 햇볕에 말린다.

　말린 뿌리는 원기둥 모양이고, 굵기는 같지 않으며, 굵은 것은 5~6센티미터에 달한다.

　표면의 코르크 껍질은 등황색이거나 등홍색이며, 가로주름이 가늘게 있고, 종이처럼 얇으며 매우 쉽게 벗겨진다. 껍질이 누렇고 뿌리는 균일하며 수염뿌리가 없는 것이 양품이다.

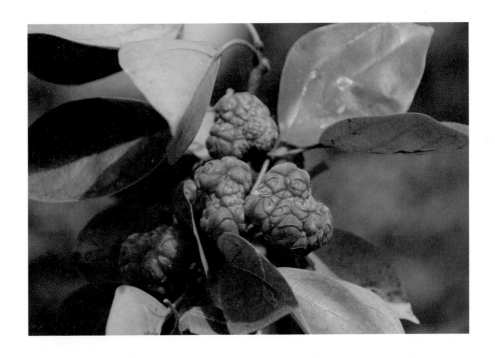

　2008년 미국 워싱턴 대학 연구팀이 〈암 저널〉에 '개똥쑥이 기존의 암 환자
에게 부작용은 최소화하면서 항암 효과는 1,000배 이상 높은 항암제로 기대된
다'고 발표되기 전까지 꾸지뽕나무는 전통 의서에서 약초 중에서 가장 항암효
과가 뛰어난 것으로 알려져 있었다.

　꾸지뽕나무는 잎, 뿌리, 열매 어느 것 하나 버릴 것 없어 식용, 약용으로 가
치가 높다. 맛은 싱겁고 약간 쓰며, 성질은 서늘하다.
　황해도 지방에서는 재질이 단단하여 활의 재료로 사용하였다하여 활뽕나무
로 부른다. 쓰임새는 열매는 식용으로 쓰고, 가지는 토목 공사재, 산탄재로 사
용한다.

꾸지뽕나무에는 플라보노이드가 함유되어 있어 면역력과 강력한 항균 및 항염효과가 있고, 췌장의 인슐린의 작용을 도와주는 내당인자(Glucose Toierance Factor), 미네랄(칼슘, 마그네슘)이 풍부하여 체내 포도당 이용률을 높이고, 인슐린의 분비를 조절한다. 또 가바(Gaba) 성분이 풍부하여 오장육부의 기능을 활발하게 하고, 혈액의 지방인 LDL 콜레스테롤과 중성지방을 줄여 주기 때문에 당뇨환자에게 좋다.

꾸지뽕은 여성의 자궁암, 자궁염, 냉증, 생리불순, 관절염, 신경통 등에 효능이 있어 여성들의 질병의 성약이라는 애칭을 가지고 있다. 어혈을 없애주고 소변을 원활하게 하여 준다. 민간에서는 각종 암을 치료하는 데 사용해 왔다.

중국에서는 실험 결과, 동물 실험에서 자궁경부암, 사르코마-180 암세포, 엘리히 복수암 등에 일정한 증식 억제 작용이 있는 것으로 밝혀졌다.

그 밖에 통증을 억제하는 효과, 황색 포도상구균을 비롯한 갖가지 세균의 증식을 억제하는 효과가 있는 것으로 나타났다. 이 밖에 꾸지뽕나무는 뼈와 근육을 튼튼하게 하고, 기관지염이나 폐결핵, 간염, 관절염 등에도 일정한 효능이 있다.

꾸지뽕나무는 식도암, 위암, 결장암, 직장암 같은 소화 기관의 암에 주로 쓰고 있고, 폐암, 간암에도 사용되고 있다.

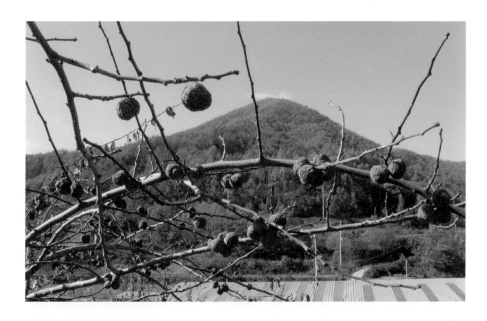

　중국의 상해시 종합병원을 비롯한 28개 병원에서 266차례의 소화기암에 꾸지뽕나무 추출물을 투여하여 71.28%의 치료효과를 거두었다고 한다.

　이들 환자들은 식도암 46사례, 분문암 95사례, 결장암 및 직장암 46사례로써 3~4기의 말기 환자가 91.7%였다. 꾸지뽕나무는 거의 부작용이 없이 암 치료에 좋은 효과가 있는 식물이다.

　꾸지뽕으로 기름을 내어 먹으면 말기암 환자의 암세포를 자라지 못하게 하고, 통증이 가벼워지고 입맛을 돋우며 몸무게를 늘려준다고 한다. 또한 새살이 돋고, 소변이 잘 나오며 복수 제거에 큰 효험이 있다고 전해진다. 다만 옛날 민간 전통방법으로 만드는 과정이 까다롭고 복잡하다는 사실이다.

　최근에는 고압 기계를 이용하여 꾸지뽕 기름을 내어 먹기도 한다. 또한 꾸

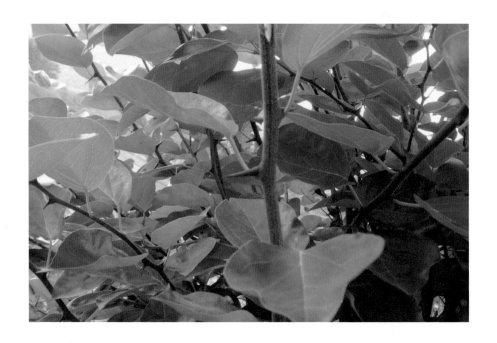

지뽕나무의 뿌리로 술을 만들어 마시면 귀 속에서 소리가 나는 질병인 이명증에 효과가 있다고 전해진다.

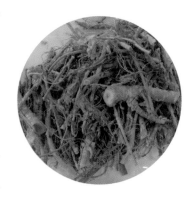

　현대의학이 눈부시게 발달한 현 세상이지만 말기암을 100% 낫게 하는 약이나 불로영생할 수 있는 약은 이 세상에 존재하지 않는다.
　지금까지 약 250억 명의 죽은 사람과 약 60억이 넘는 전 세계 지구 가족의 인류를 전쟁과 범죄, 질병, 기근, 노령 그리고 그 밖의 심한 고난들이 괴롭히다가 결국에는 모두가 죽어 흙이 되고 마는 것이 엄연한 현실이며 누구도 예외가 될 수는 없다.

단지 지구에 존재하는 천연물질 및 초근목피들이 인체의 면역계를 활성화시켜 생명연장에 조금이나마 기여할 따름이다. 죽지 않고 영원히 사는 것은 아마도 사람을 직접 만드신 전지전능한 조물주의 권한에 속한 것으로, 대단히 불완전한 인간의 힘으로는 절대로 밝혀내거나 해결할 수 없는 신비의 시계이기 때문이다.

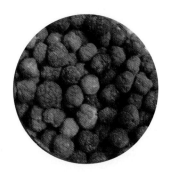

Tip

■ 각 동물별 최고 수명[1]

동 물	수 명	동 물	수 명	동 물	수 명
거 북	150	인 간	120	아시아 거북	60
오랑우탄	58	고릴라	55	침팬지	50
고 래	50	말	40	애완용 고양이	30
사 자	25	레수스 원숭이	24	돌고래	23
개	20	토 끼	15	생 쥐	4

---

[1]생노병사의 비밀, 이영돈, KBS 문화사업단, 1997

꾸지뽕나무는 돈이다

(1) 초기 투자비용이 적게 들고, 돈이 된다.

(2) 병충해에 강하고, 관리가 쉽다.

(3) 농산물로서 가치가 크고, 약용수로서 경쟁력이 있다.

(4) 6년이 지나면 매년 수확을 할 수 있다.

(5) 어떤 작목보다도 기술이 필요 없고, 초기 비용이 적게 든다.

(6) 다른 과일나무에서 하는 적과 봉지싸기 등이 필요 없다.

(7) 생물이나 가공품을 냉장, 냉동으로 보관 후 연중 g 판매할 수 있다.

(8) 묘목 시장이 넓다.

(9) 장아찌, 차, 효소, 약재로 팔 수 있다.

(10) 잎, 가지, 열매, 뿌리 시장이 넓어 판매가 쉽다.

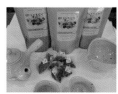
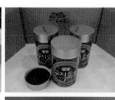
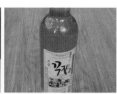
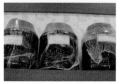
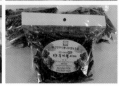
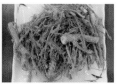

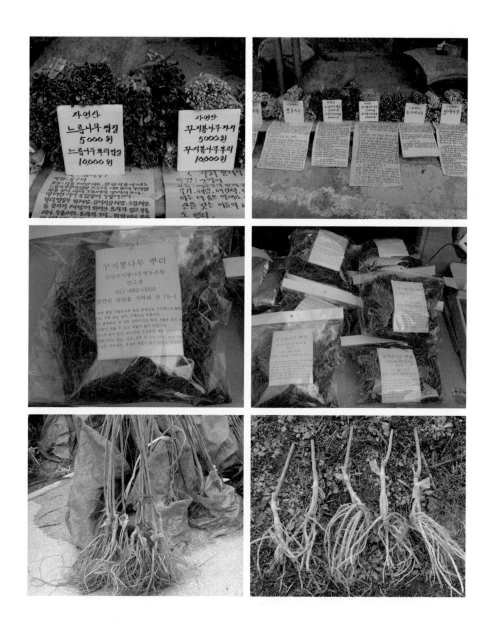

꾸지뽕나무 열매는
새를 부른다

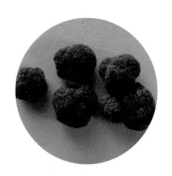

식물에 해를 끼치는 벌레는 당장 농약을 뿌리면 일
부는 죽겠지만 그 농약으로 죽지 않는 경우도 있다.
농약은 흙 속으로 스며들어 마침내 흙을 소실시키고,
땅 속 미생물들을 죽게 만든다.

농약 묻은 벌레를 새가 먹고 그 새가 죽은 일도 허다하다. 해가 되는 벌레는
농약을 쓰지 말고 되도록 손으로 잡아야 한다. 손으로 잡기 싫다면 면장갑이
나 집게를 사용한다.

좋은 숲이란 새가 많이 자라는 곳이다. 국립 광릉수목원이나 원광대학교 자

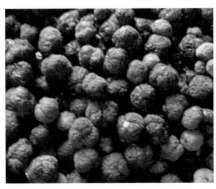 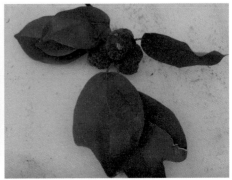

연식물원 등이다. 일단 약을 쓰지 않기 때문에 벌레나 새, 그 밖의 작은 동물들이 찾아온다.

산수유 열매, 산초 열매, 오가피 열매, 감 등은 새들을 부르듯이 가을에 꾸지뽕나무에 빨갛게 열매가 열렸을 때 새들이 찾고 떠나지 않는다.

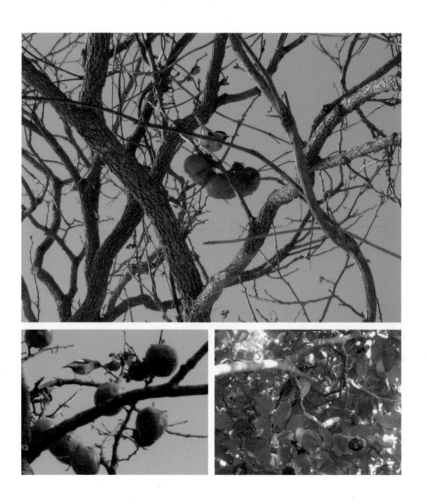

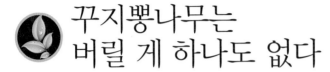

꾸지뽕나무는 버릴 게 하나도 없다

생활 속에서 늘 대하는 나무는 사람에게 생명이 되는 산소를 공급하고, 나무와 숲은 생명이 숨 쉬는 삶의 터전으로 나무만큼 쓸모 많은 것도 없다.

우리나라에 자생하는 나무는 1,000여 종, 이 중 우리 생활 주변과 산에서 흔히 접할 수 있는 나무는 100여 종에 이른다.

나무는 사람에게 삼림욕과 지친 몸을 치유해 주고, 목재뿐만 아니라 약도 되고, 오랜 세월 동안 우리의 삶 속에서 함께 하며 많은 재미있는 얘기를 간직

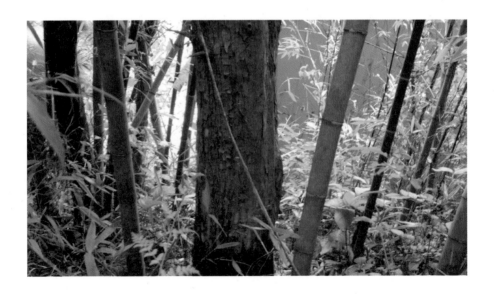

하고 있다.

생활 속에서 늘 대하는 나무지만 각각의 쓰임새나 효능, 사연에 대해 아는 사람은 드물다.

《아낌없이 주는 나무》에서 그려진 것처럼, 나무는 사람에게 젊어서는 쉼터처럼 그늘을 제공하고, 늙어서는 자기 몸을 희생해 목재나 땔감이 되는가 하면, 그루터기는 의자가 되어 지친 사람들이 쉴 수 있도록 끝없이 희생한다.

나무는 생명의 근원인 공기와 각종 생활 속 자원을 제공하고, 사람들은 나무 밑에서 쉬고, 나무집에서 자며, 나무로 된 가구를 쓰고, 나무 열매나 잎을 따서 약으로 쓰며 살다가, 소나무 관 속에 누워 솔밭에 묻힌다.

꾸지뽕나무는 잎, 열매, 가지, 뿌리 모두를 쓴다. 잎은 차, 장아찌, 약재로 쓰고, 가지와 뿌리는 술, 약재로 쓰고, 열매는 술과 효소로 쓸 수 있다.

꾸지뽕나무 열매를 딸 때는 옆 줄기를 부러뜨리거나 아직 익지 않은 열매를 떨어뜨리지 않도록 가위나 칼을 사용해서 가지를 잡고 열매만을 따야 한다. 높은 곳은 사다리를 이용한다.

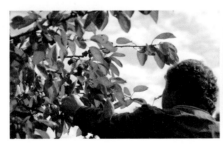 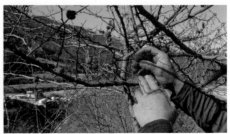

복분자 제치고 떠오르는 오디와 꾸지뽕, 비슷한 듯 많이 다른데

강력 항산화물질 안토시아닌 함유, 설사 잦고 소화 안 되면 소량을 따뜻하게 해서 섭취해야

최근 블루베리 열풍으로 베리류 중 뽕나무과에 속하는 오디, 꾸지뽕이 많은 관심을 받고 있다. 수년 전 한창 인기이던 복분자를 제치고 '뽕베리'들이 전성시대를 맞은 형국이다. 예전에 오디나 꾸지뽕은 야생으로 자라던 것을 수확하는 형태로 얻었으나 찾는 사람들이 늘어나면서 대부분 전문적으로 재배해 엑기스, 음료, 잼, 과실주 형태로 판매하고 있다. 김달래 한의원 원장의 도움말로 이들 식품의 연원과 효과에 대해 알아본다.

〈중략〉

꾸지뽕은 꾸지뽕나무에서 열리는 열매로 9월부터 10월말까지 수확한다. 꾸지뽕나무는 뽕나무와 같은 종이지만 생김새는 대추나무와 비슷하고, 줄기에 날카로운 가시가 있어 구분된다. 굿가시나무로도 불린다. 우리나라 남부 및 해안지방에 무리지어 자란다.

암나무와 수나무가 따로 있어 암나무에서만 열매가 자란다. 열매의 크기는 지름이 2~3cm로 둥근 모양이고, 오디와 달리 붉은 색으로 익는다. 꾸지뽕을 수확할 경우 하얀색 진한 액체가 배출되는데 병충해를 막는 효능이 있어 꾸지뽕나무는 병충해를 받지 않는다.

최근 일부 약학을 비롯한 관련업계 연구자들이 꾸지뽕나무에 항암효과가 뛰어난 성분이 다량 함유돼 있다고 밝혀 화제가 되기도 했다.

유익동 한국과학기술연구소 유전공학연구소 박사는 '꾸지뽕나무로부터 분리한 신규 플라보노이드계 화합물 제리쿠드라닌의 화학구조 및 생물 활성'이란 논문에서 지리산 일대에 자생하고 있는 꾸지뽕나무의 줄기껍질에 폐암, 대장암, 피부암, 자궁암 등에 효과가 높은 성분이 다량 함유돼 있다고 보고했다.

조세일보 헬스오

꾸지뽕으로
성공한 사람들

(1) 영웅문 꾸지뽕 명인 정경교

북한에 개마고원이 있다면 남한에 유일한 진안고원은 평균 고도 300m에 500만평 정도로 주위에 800m가 넘는 산이 9개나 되고, 작은 산이 겹겹이 펼쳐 있다. 예전에 왕이 죽어도 3년이 지나야 알 수 있다는 무주 · 진안 · 장수 세 땅을 합쳐서 '무진장'으로 불렀다.

녹수청산 덕태산에서 가시오가피와 꾸지뽕에 미친 정경교(59)씨는 섬진강 발원지 산자락 2천 평의 야산에 오가피를 베어내고, 주위 사람들의 만류에도 꾸지뽕나무를 심고, 그동안 무농약으로 채취한 꾸지뽕으로 만든 잎차, 꾸지뽕 약술, 효소, 환 등을 개발하였다.

그동안 KBS1 〈6시 내고향〉에 서 '오가피 명인, 청산에 살리라' 와 SBS '오가피 달인', KBS2 〈굿 모닝 대한민국〉에서는 '진안 의 명물 황비홍', MBN 〈특종세상〉 등에 소개된 바 있고, 공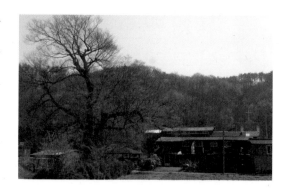
중파 TV인 MBC · SBS · KBS
와 종편 등에서 '마이산 황비
홍'으로 여러 번 소개되었다.

사람마다 각기 좋아하는 것
과 재능이 있다. 청산 정경교
는 하늘의 별의 운행을 볼 수 있는 전문가이다. 1등 항해사로 외항선인 배를
타고 지구를 36바퀴나 돌았다. 1994년을 항해사를 끝으로 '내가 한 번 청산에
들어오면 다시는 나오지 않으리라'를 다짐하고 산 속에서 좋아하는 것을 추구
하며 살고 있다.

덕태산은 해발 500m 고산지대인데다 섬진강이 발원하고 밤낮 기온차가 커
가시오가피와 꾸지뽕 외 산야초를 재배하기에 안성맞춤이다. 그는 귀농 후 처
음에는 약초관련 자료를 모으고, 지리산 약초 농가와 약초 명인(名人)을 찾아
다니며 오가피 재배기술과 비방을 전수받았다.

식물은 생존을 위해 가시나 자기방어물질을 통해 보존된다. 토종 가시오가
피 가시는 자기방어를 하다가 5년이 지나면서부터 자기방어가 없어진다. 마
찬가지로 꾸지뽕나무도 가시가 있는 끝을 잘라서 우량 품종에 접목을 하게 되
면 가시가 없는 나무가 된다.

오늘날 농약을 하지 않고도 잘 자라는 약용식물은 오가피와 꾸지뽕나무 뿐이다. 20년 넘도록 오가피 농장에 농약을 단 한 차례도 하지 않는 것이 인정되어 농림수산식품부 품질관리원에서 무농약 인증서도 받기도 했다.

한발 더 나아가 덕태산 자락을 비롯해 백마산, 삼각산 일대 5만 평에 멸종위기에 놓인 두릅나무, 마가목, 지치, 하수오, 곰취, 매실 등 10여 가지 약초와 나무를 심어 가꾸고 있다. 현재 수많은 전통 항아리에 오가피 새순 효소와 15년 된 열매 효소를 비롯해 5년 된 솔순 효소, 10년 된 마가목 효소 외 100여 종의 효소가 있다.

꾸지뽕은 하늘의 별인 오성(五星)의 기운과 '천지조화(天地調和) 일월심공(日月心空)'으로 자연의 소리를 들으며 자라는 생명나무다.

'영웅문'을 찾는 사람들에게 가시오가피 새순 및 열매 따기 체험과 꾸지뽕시음 등 재배기법을 전수하고 있다. 앞으로 가시오가피와 꾸지뽕을 통해 '전국 공무원 산야초 아카데미 연수 계획'을 기획하고, 진안군에 의뢰하여 국민들을 위한 건강의 낙원으로 발전시키는 게 소망이다.

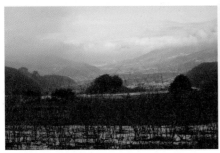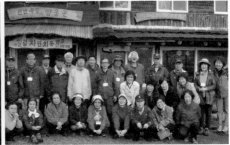

(2) 지리산 꾸지뽕 약초골 장봉기

장봉기는 지리산자락의 산청에서 꾸지뽕 약초골 농장을 운영하면서 연구를 하고, 농민에게 가시 없는 묘목을 공급하고 있다.

그는 꾸지뽕을 무농약 재배 및 친환경, 유기농 묘목을 통해 농민은 물론 귀농, 귀촌자, 전업농을 위한 안정적인 고수익을 할 수 있는 묘목을 분양하고, 농가에서 재배기법도 전수하고 있다.

현재 꾸지뽕 약초골은 전국 최대 규모인 20여 만평이다. 연간 꾸지뽕 묘목 1년생~접목 7년생까지 총 100만 묘목을 재배하여 보급하고 있다.

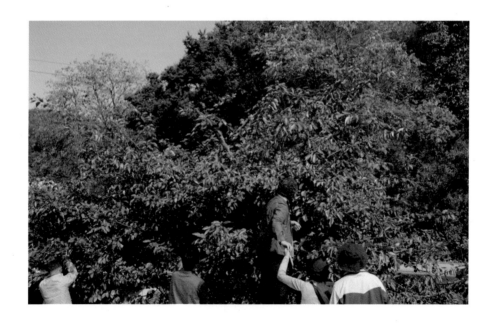

꾸지뽕의 효능을 입증하기 위해 이후 충북도립대학 바이오식품생명과학과, 충북대학 농업생명환경대학 식품생명공학과 외 여러 대학에 꾸지뽕의 잎, 줄기, 열매에 대하여 성분 분석 및 생리 활성을 의뢰하기도 했다.

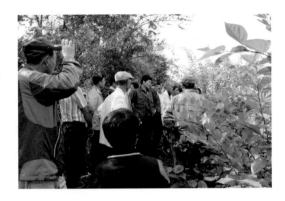

꾸지뽕 농원을 하실 분은 산청농장으로 오시면 20년간의 노하우와 자세한 재배기법과 농사방법을 채득할 수 있도록 전수해 드린다고 한다.

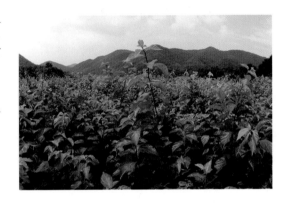

(3) 신안군의 향토산업 육성

전남 신안군은 기존의 꾸지 뽕은 가시가 있지만, 가시 없 는 꾸지뽕인 '대품'이란 품종 을 대량 증식하여 지역특화작 목으로 육성했다.

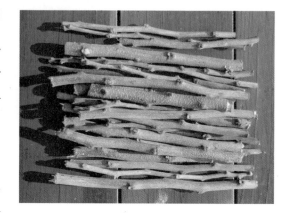

2012년 전라남도와 가시 없 는 대품 통상실시권 계약을 체결한 후, 원료 보급을 위해서 연차적으로 재배면적을 확대하고 있다.

2014년 신안 꾸지뽕 농업법인과 안정적 생산을 인식하고 업무협력 양해각 서를 체결하고, 본격적인 산업화를 위해 다각적인 노력을 하고 있다.

기존의 꾸지뽕은 가시가 날카로워 농작업을 하다가 가시에 찔리면 아프지 만, 가시 없는 대품은 쉽게 농작업을 할 수 있고, 기존의 가시가 많은 재래종 에 비해 가시가 없는 꾸지뽕의 재배가 10배 이상 많아 농가의 관심을 보여 주 고 있다.

꾸지뽕나무는 척박지에서도 잘 자라는 속성수로 독성이 전혀 없고, 잎, 열 매, 줄기, 뿌리에 다량의 항산화 물질을 함유하고 있으며, 버리는 것이 없는 약용 기능성 나무로 플라보노이드, 루틴, 모린 등의 성분이 함유되어 있다.

《동의보감》에서는 항암효과, 혈당강하, 기관지 천식, 부인병 예방, 스트레스 해소에 좋은 것으로 기록되어 있다.

해마다 날아온 미세먼지나 황사에는 꾸지뽕 차를 상복하면 효과를 볼 수 있다. 최근 꾸지뽕 차, 환, 즙액, 과자, 추출물 등 다양한 가공식품이 개발되어 건강식품으로 각광을 받고 있다.

꾸지뽕 우량 증식 방법은 뽕나무 씨를 육모 상자나 하우스 내의 육묘상에 뿌려 모종을 5cm 정도 키운다. 그리고 포트에 이식하여 20cm 정도 키워서 본밭에 정식하고, 다음 해 봄철이 오면 씨로 심었던 대목에 꾸지뽕 대품접수(가지)를 접목하여 키운다.

(4) 꾸지뽕 복합 발효 환 개발

전라남도 산림자원연구소가 신안 섬 지역에서 자생하는 꾸지뽕나무와 양파, 솔잎 등 3가지 추출물을 활용해 항암과 노화방지에 도움을 주는 건강보조식품 상품화에 나섰다.

2013년 3월 24일 도 산림자원연구소 정지은 박사팀은 최근 꾸지뽕 추출물과 항산화 효능이 증대된 솔잎과 양파 발효 추출물을 포함하는 제조기술을 개발했다.

신안꾸지뽕농업회사법인은 신안을 '꾸지뽕 메카'로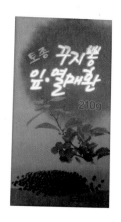
만들겠다는 목표로 안좌, 팔금 등 4개 면에 전국 최대
규모인 10만m²의 재배지를 조성, 3만 그루의 꾸지뽕을
심어 연간 10억원의 수익 증대를 기대하고 있다.

꾸지뽕 환은 항산화, 항당뇨, 감기예방, 항암, 노화방
지 등에 효과가 있는 다양한 물질이 함유되어 있어 건
강보조식품 상품화에 기여할 전망이다.

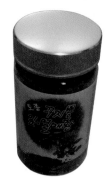
정 박사는 "예로부터 꾸지뽕은 신선들이 즐겨 먹었다는 말이
있을 정도로 귀하고 질병을 치료하는 탁월한 효능이 있다."며
뇌졸중, 당뇨병을 예방해 주고, 탈모와 피로회복에 도움을 주
며, 양파는 콜레스테롤, 고지혈증을 예방하고 피를 맑게 해 혈
압을 낮춰주는 효과가 있다는 것에 착안해 발효성분 추출법을
개발했다고 한다.

(5) 고성군의 꾸지뽕 명품

고성군은 2006년부터 산불피해로 황폐화된 유휴지를 활용하여 새 소득원
대체작목으로 집중 육성하기 위해 꾸지뽕 육묘를 2006년과 2007년 이 지역 일
대 7.5ha에 8만주를 식재하였다. 그리고 2009년까지 2억 4,000만 원을 투자해
잎과 열매의 건강 기능성을 활용한 가공식품 개발연구를 마치고, 지금은 전국

에서 꾸지뽕 명품 기능성 식품으로 성공한 지자체가 되었다.

강원도 고성군은 당뇨, 암, 고혈압 등에 좋은 성분들이 다량 함유되어 있고, 비만, 숙취해소, 노화 억제 등에 뛰어난 약리기능을 가지고 있는 꾸지뽕나무를 상품화에 성공하여 특산품으로 본격적인 생산에 들어갔다.

(6) 꾸지뽕으로 성공한 천상배

경북 상주시 만산동에서 2010년부터 꾸지뽕을 재배하는 천상배씨는 한울농원영농조합법인 대표로 오디 재배기술 보급으로 유명한 사람이었다.

그는 꾸지뽕을 심은 후 다른 작업을 전혀 하지 않으며 자연 환경에 맡기면서 열매의 상태를 살폈고, 농약은 물론 퇴비나 비료도 주지 않고 스스로 생존력을 높여 성공하였다.

꾸지뽕은 수명도 길고 열매가 단단하게 달려 태풍과 같은 악조건에서도 잘 자라고 성장이 빠르고 재배가 쉽다.

뽕나무의 오디와 묘목을 판매하고 있을 때 사람들이 꾸지뽕나무 묘목을 찾기에 꾸지뽕에 관심을 갖기 시작하여 2012년 꾸지뽕나무 생산을 위해 2만 6,446m² 규모의 재배지를 조성하고, 열매를 수확하는 용도로 3,305m²를 따로 재배하였다.

2013년 잎을 수확하기 위해 3,305m²를 조성하여 시작한 이후 해마다 열매 수확량은 100여 주에서 500kg 정도를 수확하고 있다.

꾸지뽕은 식용과 약용으로 가치가 커서 잎을 비롯하여 열매의 효용가치가 커서 농가에서 소득작목으로 전망이 높다.

다른 작물처럼 비료나 농약을 하면 꾸지뽕나무의 지상부는 커지고 뿌리는 부실해 병충해를 입기 쉽다. 비료를 주지 않고 자연력으로 키우면 처음 속도는 늦지만 4~5년이면 기존의 관행 재배법과 비교해 성장속도와 수확량은 거의 같아진다.

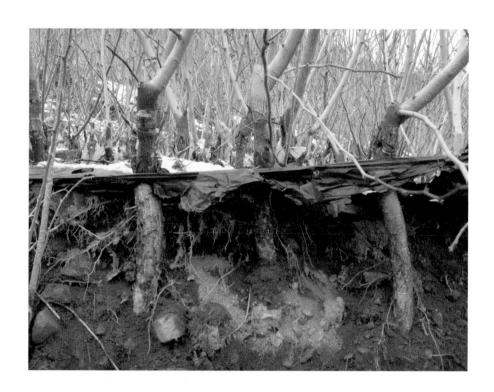

(7) '꾸지뽕시대'를 열다

한반도의 척추인 백두대간의 줄기인 노령산맥과 소맥산맥의 분수령을 이루는 진안은 평균 고도 300m에 800m가 넘는 산이 9개나 되고, 작은 산이 겹겹이 펼쳐 있고, 임야가 79%로 산림자원과 녹수청산 천혜의 자연이 보존되는 곳이다.

어느 날 우연히 집 앞 마당에 자생하는 가시달린 나무가 꾸지뽕이란 걸 알게 되면서 꾸지뽕과 인연이 시작되어, 2002년부터 진안 산골 내에서도 까마득히 멀다하여 붙여진 '가막리'에 있는 천마산 자락에 3만여 평의 밤나무를 베어내고, 토종 야생 꾸지뽕나무를 심고, 진안꾸지뽕영농조합을 만들고, 15년 째 온 가족이 꾸지뽕에 열정을 쏟으며, 꾸지뽕 인생을 살아오고 있다.

그동안 청정지역에서 친환경농법으로 제초제를 전혀 사용하지 않아 품질관리원에서 친환경 무농약 인증을 받았다.

'꾸지뽕시대' 김영희 대표는 전주에서 고객의 건강과 영양을 챙기는 꾸지뽕 전문점을 운영하면서 꾸지뽕나무를 각종 요리에 응용하여 꾸지뽕요리 전문가가 되었다. 그동안 음식품평회에서 우수상을 수차례 탔고, 2011년 MBC〈TV 맛이 보인다〉, KBS 〈생생정보통〉 등에 18회 이상 출연하여 '꾸지뽕시대'를 세상에 알렸다.

딸인 안지인은 꾸지뽕 수제잎차를 비롯하여 환, 엑기스, 기름, 간장, 효소, 술 등 건강식품을 개발하고, 전주 한옥마을 앞에서 '꾸지뽕시대'를 운영하고, 관광객들에게 꾸지뽕의 건강법을 전하고 있다.

자연은 더 이상 사람의 손길을 원치 않는다. 이제 내 몸을 살려주는 곳은 산과 자연식에 있다. 문명에 찌든 몸을 해독하는 길을 자연 치유와 꾸지뽕에 있다는 것을 깨닫는 게 시급한 이유다.

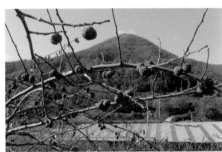
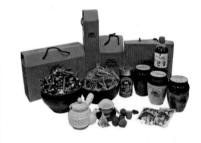
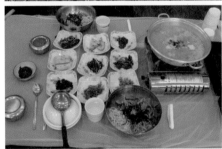
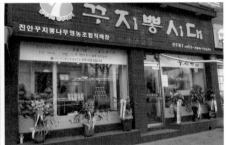

신안군 '꾸지뽕' 지역특화품목 육성

신품종 '대품' 38ha 단지 조성, 약리 기능 뛰어나 수요 급증

신안군이 기능성 나무로 주목받고 있는 꾸지뽕 나무 단지를 국내 최대 규모로 조성했다.

지난 2012년 전남도농업기술원으로부터 꾸지뽕 신품종인 '대품'에 대하여 통상실시권을 확보한 신안군은 매년 재배면적을 확대, 국내 최대 규모인 38ha 꾸지뽕 단지를 조성했다고 밝혔다.

꾸지뽕은 속성수로써 잎, 열매, 뿌리, 줄기에 다량의 항산화 물질을 함유하고 있으며, 플라보노이드, 루틴, 모린 등의 성분이 있어 동의보감에 항암효과, 혈당 강하, 기관지 천식, 부인병 예방, 스트레스 해소 등에 좋은 것으로 수록되어 있어 버릴 것 없는 기능성 나무로 널리 알려져 있다.

이렇게 꾸지뽕의 약리기능이 널리 알려지면서 수요는 급속히 늘고 있으나, 일반적으로 재배되고 있는 재래종 꾸지뽕은 가시가 많아 농작업에 많은 노력이 들었다. 하지만 가시 없는 꾸지뽕 신품종은 작업의 효율이 높고, 열매 수량도 일반

재래종에 비해 훨씬 많아 신안군의 고부가가치 특화작목으로 기대를 모으고 있다.

신안군에서는 신품종 '대품' 통상실시권을 확보함에 따라, 증식·생산·조제·양도·대여 권한을 갖게 되어 2013년부터 우량묘를 생산, 신안군 희망농가에 우선 공급하고 있다.

또 연말까지 꾸지뽕 시범단지 조성을 위해 묘목 1만 4,000주를 굴취하고 있으며, 2017년까지 꾸지뽕 재배면적을 100ha까지 확대할 계획이다.

특히 최근 FTA 등 영향으로 가격이 불안정한 마늘, 양파 대체작목으로 육성하여 지속 가능한 소득 작물로 정착할 수 있도록 생산, 가공, 유통, 체험 등 지역특화 융복합 6차 산업까지 체계적으로 집중 육성할 계획이다.

전남일보

신안 꾸지뽕 열매 수확하는 아낙

(신안=연합뉴스) '신안 꾸지뽕 농업법인'이 몇 년 전부터 나무를 심고 조성한 20ha 농장에 꾸지뽕나무가 무럭무럭 자라 올해부터 본격 수확에 들어갔다.

생 열매를 따고 난 후 잎과 가지 등을 수확한다. 올해 잎 수확량만 20여 t에 이를 것으로 보인다.

이 꾸지뽕은 해풍을 맞고 자라 열매 당도가 높고, 잎 등에 몸에 좋은 성분이 가득하다고 법인 관계자는 주장했다.

뽕나무과에 속하는 꾸지뽕은 생리통에 좋은 대표적인 식품이다.

꾸지뽕은 생리통 외에도 관절염, 신경통 등 각종 질병 예방에 효과가 있는 것으로 알려져 건강기능성 식품으로 인기를 끌고 있다.

뿌리, 껍질, 줄기, 잎, 열매 등 버릴 것 하나 없이 섭취 가능하다. 줄기는 물에 끓여 마시거나 요리할 때 넣으면 비린내 제거에 탁월하다. 열매는 가공한 열매환이나 생으로 먹을 수 있다.

연합뉴스

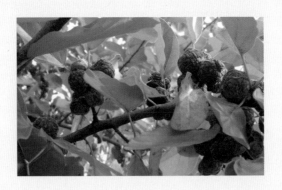

신안군, '꾸지뽕' 향토산업으로 육성

새 품종 '대품' 대량 증식, 2017년까지 100㏊로 확대

신안군은 가시 없는 꾸지뽕 '대품'이란 품종을 대량 증식해 지역특화작목으로 육성한다고 2일 밝혔다.

해변을 중심으로 자생하고 있는 재래종 꾸지뽕 나무는 가시가 많고 날카로워 농작업을 하는데 번거로움이 많지만, 최근 새로운 품종으로 육성된 '대품'은 가시가 없어 쉽게 농작업을 할 수 있게 됐다.

또 수확량도 재래종에 비해 10배 정도 많아서 농가들이 깊은 관심을 보이고 있다.

꾸지뽕은 척박지에서도 빨리 잘 자라는 나무에 속한 속성수로서 독성이 없고, 잎과 열매, 뿌리, 줄기에 다량의 항산화물질을 함유하고 있다.

이 품종은 버릴 것 없는 기능성 나무로 널리 알려져 있는 특이한 수종으로 플라보노이드, 루틴, 모린 등의 성분이 있어 동의보감의 수록 내용을 보면 항암효과, 혈당강하, 기관지 천식, 부인병 예방, 스트레스 해소 등에 좋은 것으로 수록돼 있다.

신안군은 꾸지뽕을 지역특화 작목으로 육성하기 위해 농림축산식품부, 전남도와 연계해 향토자원화산업 30억원을 확보할 계획이다.

군은 뽕나무 사업계획 용역 발주를 실행하고 있으며, 꾸지뽕 단지를 중부권에 속한 자은, 암태, 안좌, 팔금에 우선 28㏊를 조성해 매년 20㏊씩 늘려 2017년까지 100㏊로 확대 조성할 계획이다.

군 관계자는 "앞으로 가격 폭락이 심한 마늘, 양파 대체작목으로도 연계시켜 1석 2조의 사업효과를 거둘 수 있도록 적극 지원하겠다."고 밝혔다.

무등일보

농약 · 퇴비 · 비료 주지 않고 꾸지뽕 재배하는 천상배씨〈경북 상주〉

"작물 스스로가 생존력 높여"

관행농법보다 성장 늦지만
4~5년 뒤에 수확량 비슷
병충해 강하고 수명 길어

"농약은 당연하고, 퇴비나 비료도 주지 않아요. 물도 따로 주지 않았습니다."
작물을 키우면서 아무런 작업도 하지 않고 지켜보기만 했다는 천상배씨(55·경북 상주시 만산동). 그가 재배한 작물은 꾸지뽕이다. 2010년부터 준비해 올해 본격적으로 시작했다는 꾸지뽕나무에는 현재 빨간 열매가 탐스럽게 달렸다.
천씨는 지난해 꾸지뽕 묘목 생산을 위해 2만 6,446m² 규모를 조성하고, 열매를 수확하는 용도로 3,305m²를 따로 재배했다. 올해는 잎을 수확하기 위해 3,305m²를 조성했다.
"오디를 재배하면서 뽕나무 묘목 판매를 하는데 사람들이 꾸지뽕나무 묘목을 찾는 경우가 많아 관심을 두게 됐지요.

열매는 물론이고 잎의 활용가치가 커 앞으로 소득작목으로 전망이 높다고 판단해 시작하게 됐습니다."
하지만, 그가 시도한 재배방법은 독특하다. '생물체는 스스로 생존하는 능력이 있다'는 게 그의 믿음이다. 사람들이 퇴비나 비료를 주는 것은 수확을 빨리 하기 위해서인데, 그러다 보면 나무는 커져 지상부는 무성하지만, 뿌리는 부실해지고 그만큼 병충해를 입기도 쉽다는 것. 식물체는 양분과 수분이 부족하면 뿌리 스스로 땅 속 깊이 들어가고 멀리까지 퍼져나간다는 게 그의 설명이다.
"저와 같은 방법으로 하면 재배 초기에는 관행농법과 비교해 작물의 성장 속도가 3분의 2 정도 늦어요. 하지만, 4~5년이면 토양에 따라 다르겠지만 관행 재배법과 성장 속도나 수확량은 같아질 겁니다.
그가 하는 방법으로 재배하면 관행적으로 재배하는 것보다 나무도 더 오래 살게 된다고 그는 설명했다. 뿌리가 깊고 넓으면 영양분을 그만큼 더 많이 흡수해 나무도 건강해지기 때문이란다.

산에서 식물이 스스로 자라는 이치인데 재배시에는 재식거리를 맞춰주기 때문에 햇빛을 더 많이 받아 야산에 있는 식물보다 재배환경이 좋으므로 수확량이 더 좋다는 것. 올해 그가 예상하는 꾸지뽕 열매 수확량은 100여주 나무에서 500kg.

한울농원영농조합법인 대표인 천씨는 오디 재배기술 보급으로도 유명한 인물. 그는 올해 꾸지뽕 재배를 통해 그의 농법에 확신을 갖게 됐다고 했다. 특히 꾸지뽕나무는 수명도 길고, 열매가 단단하게 달려 태풍과 같은 악조건에서도 잘 자랄뿐 아니라 성장이 빠르고 재배가 쉬워 이러한 농법을 실천하기에 안성맞춤이라는 것이다.

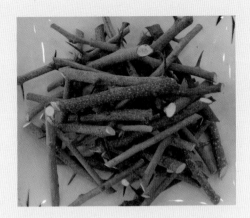

그는 "외부의 도움 없이 작물 스스로 생존력을 키워나가게 하는 농법은 꾸지뽕나무뿐 아니라, 사과나 배, 포도 같은 과수는 물론이고, 다른 작물에도 활용 가능하다."며 "앞으로 다른 작물 재배에도 적용해 볼 계획"이라고 말했다.

농민신문

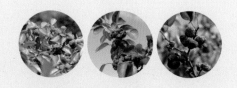

내 몸을 살리는 기적의 꾸지뽕나무

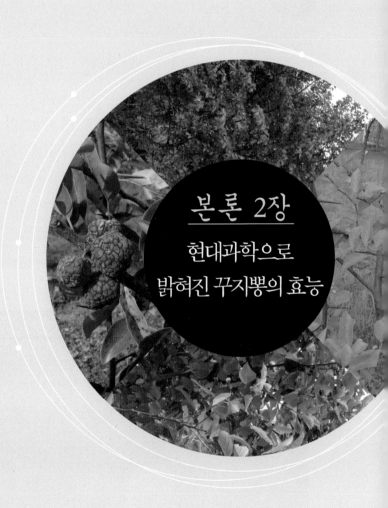

본론 2장

현대과학으로
밝혀진 꾸지뽕의 효능

꾸지뽕의
효능

    세상에서 유일하게 돈으로 살 수 없는 게 건강이기 때문에 살면서 자기 자신을 지켜야 한다. 병을 예방하고 치유하기 위해서는 건강한 몸을 먼저 이해하고 의학적으로 알아야 한다. 예를 들면 질병을 막는 방패가 면역이다. 왜 면역이 중요한지를 안다면 건강을 유지할 수 있다.

    식물은 인간에게 과연 무엇인가? 우리가 살고 있는 지구는 식물의 공(球)이고, 사람은 식물 덕분에 살고 있다. 만약 식물이 없다면 우리 인간은 아무 것

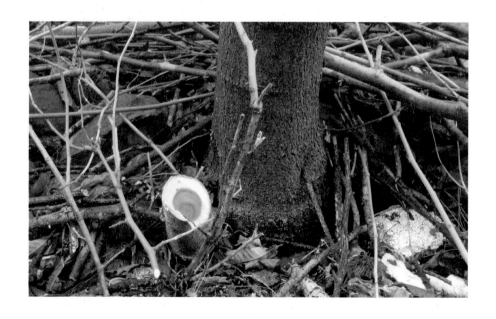

도 아니다. 이 세상에는 식물이나 나무가 없다면 종말이나 다름없다. 나무와 숲은 사람에게 생명이고 숨을 쉬는 삶의 터전이다. 생명을 유지하기 위해서는 공기와 식물을 먹어야 한다. 우리가 아플 때 먹는 약도 90% 이상 식물에서 추출하고 있다.

꾸지뽕은 자연이 내린 기적의 생명나무다. 꾸지뽕에는 식물의 자기방어물질인 플라보노이드를 비롯해 루틴, 가바, 모린, 모르핀, 아스파라긴산, 비타민 B2, 비타민 C, 미네랄, 식이섬유 등이 풍부하여 면역력 향상은 물론 암, 고혈압, 당뇨, 고지혈증, 중성지방, 순환기 질환, 부인병, 노화, 비만 및 변비 등에 효능과 효과가 있는 것으로 밝혀졌다.

(1) 면역력 증가

질병을 막는 방패

면역력을 키워주는 생활습관을 가져라!
면역력이 떨어지는 순간 병이 자리를 잡는다.
내 안의 자연치유력, 강한 면역을 유지하라!
내 몸의 면역체계 붕괴는 식습관에서 찾아온다.
면역력이 강한 사람에게 병은 없다.
우리 산야 지천에는 면역력을 강화해 주는 약초가 많다.
병은 치료보다는 예방이 으뜸이다.

면역은 자기(自己)와 비자기(非自己)와의 싸움이다. 우리 몸은 자연치유력을 가지고 있고, 본능적으로 외부로부터 몸을 보호하는 면역 시스템을 가지고 있다. 질병은 면역 시스템의 균형이 깨지는 순간부터 시작된다. 정상적인 면역 시스템은 나와 다른 '외부 물질'을 찾아내고 공격하는 게 정상이다. 하지만 면역체계가 무너지면 혈관이 통하는 모든 곳에 염증을 일으키고, 피부, 뼈, 관절, 장기 등을 공격해 사망에 이른다.

우리 몸의 면역체계에서 중요한 역할을 하는 세포인 백혈구는 방어 기능의 최전선에서 중심적인 역할을 한다. 림프구는 NK 세포, B세포, T세포 등에서 항체(抗體)를 만들고, 적(敵)을 잡아먹거나, 항원(抗原)이나 암(癌)세포 등을 공격한다. 나이가 들면서 면역력이 떨어지면서 각종 병에 노출되기 쉽기 때문에 면역력을 키우는 게 중요하다.

암으로부터 우리 몸을 보호해주는 주역은 면역이며, 결국 최고의 암 치료약은 최첨단 항암제가 아니라 내 몸 속의 면역세포다. 우리 몸의 면역체계에서는 수천 개에 이르는 비정상적인 암세포를 인식하여 항체를 만들어 제거한다.

면역력이 강한 사람은 병이 없다. 건강한 사람의 몸에도 암세포가 있지만 암으로 발병하지는 않는 이유는 우리 몸의 면역체계에서 수천 개에 이르는 이러한 비정상적인 암세포를 인식하여 항체를 만들어내기 때문이다. '마크로파지'라고 부르는 면역세포가 우리 몸 속에서 암세포들이 암으로 발병하지 않도록 암세포를 제거하기 때문에 가능하다.

면역을 강화해 주는 생마늘을 먹을 때는 하루에 1~3조각이 적당하고, 간장

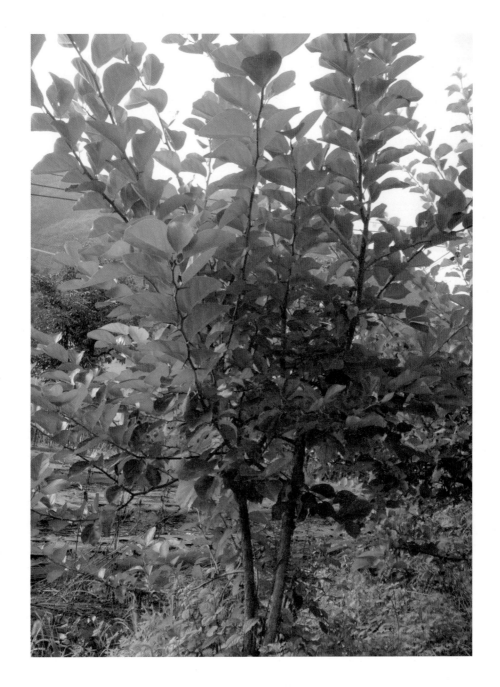

에 재어 먹어도 좋다. 소화불량을 유발한다면 효소에 찬물을 타서 음용하고, 현재 항응고제를 사용 중이거나 임신 또는 수유 중에는 마늘은 먹어서는 안 된다.

신체의 방어 기전인 항산화 효소는 나이가 들어감에 따라 감소하기 때문에 노화 현상은 가속화되고 면역이 떨어지면 질병에 걸릴 확률은 높아져 간다.

다행히도 우리의 신체는 활성산소에 의한 손상을 줄이기 위한 스스로의 항산화제를 가지고 있지만, 꾸지뽕에는 강력한 항산화제인 비타민 C를 비롯해 비타민 A, B1, B2가 일반뽕잎이나 녹차보다도 많이 함유되어 있다.

우리 산야의 지천에는 질병과 면역에 좋은 약초가 많다. 내 몸의 면역력을 깨우는 약초는 산삼류를 비롯해서 많다. 무너진 면역체계는 세상에서 단 하나뿐인 생명과 건강을 위협하기 때문에 면역력에 영향을 미치는 생활습관부터 바꾸어야 한다.

건강의 열쇠인 면역력을 높이는 최상의 방법은 건강한 생활을 유지하면서

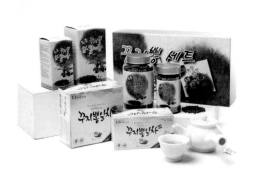

과식을 피하고, 표준체중과 정상 혈압을 유지하고, 영양과 미네랄이 풍부한 채소와 과일, 면역에 좋은 꾸지뽕, 인삼, 마늘, 하수오, 산양산삼, 가시오가피 등을 섭취하는 것이다.

(2) 암 예방과 치료

조기 발견만이 살 길이다

나쁜 식습관, 흡연, 스트레스가 암을 부른다.

암(癌) 자의 의미를 아는가?

산처럼 욕심, 음식, 부정이 쌓인 것이다.

암 치료 중에는 잘 먹어야 한다.

다양한 과일과 채소 섭취가 암을 예방한다.

평소에 면역력을 강화하면 산다.

암을 친구로 삼고 산 속으로 들어가라!

한국인 사망 원인 1위는 암이다. 4명 중 한 명은 암으로 사망한다. 하지만, 모든 암이 곧 '사망'을 의미하는 것은 아니다. 암은 예방이 가능하고, 조기에 발견만 하면 완치율이 높다. 암은 대책이 있는 질환이다. 암을 유발하는 요인은 유전적 요인, 잘못된 식습관, 흡연, 스트레스, 환경적인 요인 등이 있다. 금연만 해도 기본적으로 70%는 예방할 수 있다.

암은 우리 몸을 구성하는 세포의 핵 속에 있는 유전자에 돌연변이가 발생하여 생기는 '유전자 질병'이지만, 세계보건기구에서는 암 발생인구 중 1/3은 1차 예방이 가능하고, 또 다른 2/3는 조기진단이 되고, 적절한 치료를 한다면 완치나 암으로 인한 여러가지 증세를 완화시킬 수 있는 것으로 보고되고 있다.

경상대학교 건강과학연구원에서 민간에서 항암효과가 있다는 약초 60여 종을 6개월간 한국생명공학연구소 자생식물이용기술사업단에 의뢰해서 4주간 생리식염수만을 먹인 뒤 약초를 투여한 결과 10종에서 항암효과를 보였다. 이 중 꾸지뽕나무, 겨우살이, 하고초, 와송 등이 꽤 탁월한 것으로 밝혀졌다.

현대의학으로도 극복하지 못하는 암, 원자력병원에 암으로 입원 중인 환자 85% 이상이 민간대체요법을 병행하고 있는 것은 환자 입장에서는 암에 좋다면 의학이든 대체요법이든 최선을 다하는 것으로 조사되었다.

현재 주목의 껍질에서 택솔(Taxol), 잎에서는 택소테레(Taxotere)를 추출하여 유럽에서는 1926년부터 겨우살이에서 부작용 없이 암 세포를 억제하는 데 사

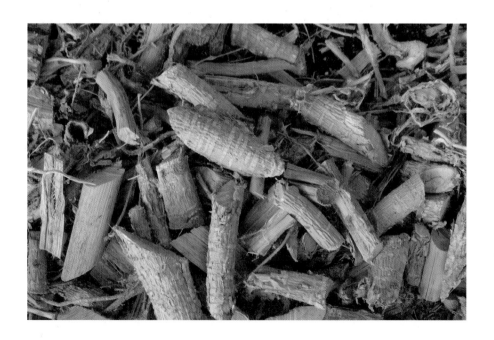

용하고 있고, 일엽초, 빈블라
스틴, 개똥쑥을 비롯한 약초
중에서 실험 중에 있고 신약개
발을 하고 있는 중이다.

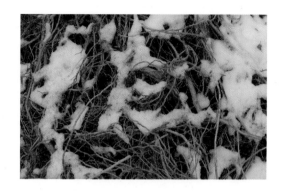

꾸지뽕나무는 암세포를 억
제하는 효능이 있기 때문에 거
의 부작용 없이 암 치료에 응용된다. 꾸지뽕나무는 화학요법이나 방사선요법
을 쓸 수 없는 말기 암 환자들이 암에 대한 저항력과 면역을 키우는데 희망을
주는 나무다.

최근 임상실험에서 꾸지뽕나무에서 추출한 목초액을 식도암과 위암 환자에
게 상백피 40g을 식초에 1시간 동안 담가 상복하게 하면 회복이 빠른 것으로
입증되었고, 동물 생쥐 실험에서 꾸지뽕나무 뿌리와 껍질은 복수암에 대한 억
제율이 51.8%, 체외 실험에서는 암세포에 대한
억제율이 70~90%로 밝혀졌다.

현대과학기술연구소 유전공학연구소 유익동
박사는 〈꾸지뽕나무로부터 분리한 신규 플라보
노이드계 화합물 제리쿠드라닌의 화학구조 및
생물 활성〉이란 논문에서 지리산 일대에서 자
생하고 있는 꾸지뽕나무의 줄기 껍질에 폐암,

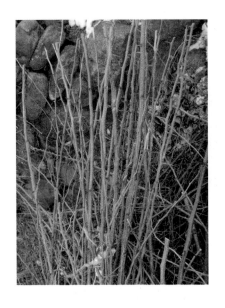

대장암, 피부암, 자궁암 등에 탁월한 효과가 있는 성분이 함유되어 있는 것을 밝혀냈다.

《본초강목》에서 꾸지뽕나무는 각종 암에 좋은 것으로 알려져 있는 약초였다. 각종 암에는 껍질 15g에 물 300mL에 넣고 달여 하루에 3번 나누어 상복하면 좋다고 기록되어 있는 것으로 볼 때 꾸지뽕나무는 체질에 관계없이 각종 암환자에게 희망을 준다.

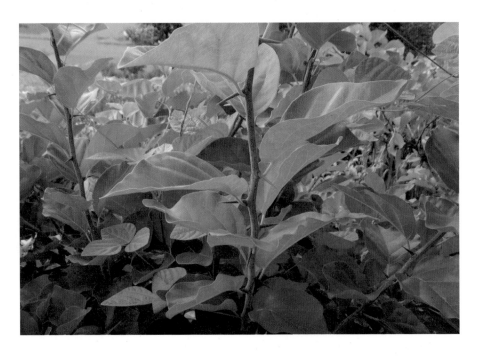

■ 국립암센터에서 추천하는 암을 예방하는 식사법

1. 매끼 식사에 두세 가지 이상의 채소와 자연식을 먹는다.

2. 나물이나 생채 등을 끓는 물에 살짝 데쳐서 먹는다.

3. 손쉽게 간식으로 먹을 수 있는 과일이나 채소를 항상 준비해 둔다.

4. 외식을 할 때는 채소나 발효 음식 위주로 식사를 한다.

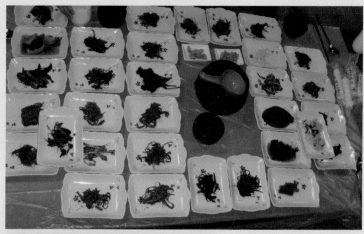

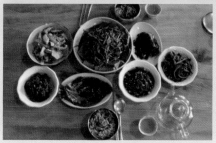

민간에서의 항암 약초

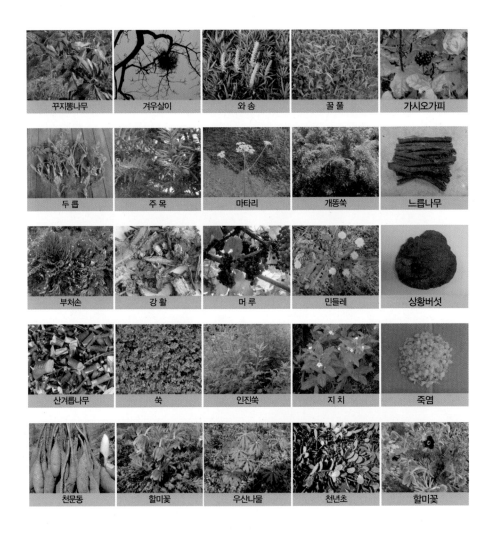

꾸지뽕나무	겨우살이	와 송	꿀 풀	가시오가피
두 릅	주 목	마타리	개똥쑥	느릅나무
부처손	강 활	머 루	민들레	상황버섯
산겨릅나무	쑥	인진쑥	지 치	죽염
천문동	할미꽃	우산나물	천년초	할미꽃

구 분	부 위	결 과	비 고
꾸지뽕나무	위암, 간암, 폐암, 피부암	70%	전통의서
와 송	폐 암	50%	
하고초	항 암	75%	꽃, 줄기
느릅나무	위암, 폐암	80%	뿌 리
겨우살이	암세포 억제	80%	1926년
상황버섯	소화기암	70%	균 사
지리강활	폐 암	민 간	독 풀
산겨릅나무	간 암	20%	부작용
가시오가피	위암 및 면역력	90%	연구팀
개똥쑥	항 암	1,000배	암저널
부처손	항 암	50%	
주 목	각종 암	껍질, 잎	시판 중
죽 염	각종 암	입 증	9회 죽염
일엽초	항 암	잎	시판 중
머 루	피부암	민간요법	
민들레	위 암	민간요법	
지 치	항 암	심 장	
씨주아리쑥	항 암	민간요법	뜸 쑥
할미꽃	뇌 암	뇌	독 풀
삿갓나물	항 암	민간요법	
천문동	폐 암	폐	
마타리	항 암	민간요법	
인진쑥	위 암	위	
짚신나물	위암, 식도암, 대장암	민간요법	
두 릅	간암, 위암, 대장암, 피부암	민간요법	

※ 자료 출처 : 〈약초전쟁〉 진주 MBC 네트워크 다큐멘타리

(3) 고혈압 예방

침묵의 살인자

정상적인 혈압을 유지하기란 쉽지 않다.

평소에 혈관질환 위험인자를 줄이는 게 중요하다.

혈관에 부담을 주는 것을 피하라!

숨이 차다면 의심하라!

모든 심혈관 질환의 원인이 고혈압이다.

평소에 피를 맑게 하는 채소를 먹어라!

심장에 부담을 주는 스트레스나 과격한 운동을 삼가라!

모든 심혈관 질환의 원인인 고혈압은 죽음을 부르는 혈액 속 지방인 고지혈증, 맥박이 불규칙한 부정맥, 한국인 단일 질환 사망 원인 1위인 뇌졸중, 갑자기 마주치는 죽음의 저승사자인 돌연사 등의 핵심적인 원인이 된다.

고혈압이란 혈관 속의 혈류량이 많거나, 혈관이 좁아져 압력이 높아진 상태다. 정상 혈압은 120/80이다. 120이란 수치는 수축할 때 작용하는 압력을 측정한 것이고, 80은 박동과 박동 사이에 내가 쉬고 있을 때의 압력을 말한다.

낮은 수치가 중요한 이유는 이 수치가 높으면 높을수록 심장의 휴식이 줄어들기 때문에 심장은 지쳐만 가는 것이다. 고혈압이 장기간 지속되면 혈관이 손상되고 탄력을 잃고 두터워지며, 심한 경우 침전물이 떨어져 혈관을 막기 때문에 위험하다.

사람은 나이가 들면서 동맥의 부드러운 내벽이 두꺼워지고 탄력을 잃기 때문에 동맥에 혈전이 생기고 지방이 축적된다. 그렇기 때문에 어느 날 갑자기 혈전이 혈관을 메울 경우 심장 및 뇌로 향하는 혈류를 차단해 심장발작이나 뇌졸중을 일으킬 수 있다. 고혈압은 외향 징후가 나타나지 않더라도 여전히 내피를 손상시키고 있으며, 뇌졸중을 일으킬 위험을 7배로 높인다.

평소에 포화지방을 과다 섭취하면 나쁜 콜레스테롤(LDL) 수치가 상승한다. 동맥벽에 지방 침착물이 쌓여 내피 손상을 가져오기 때문이다. 삼겹살, 튀김, 케이크, 아이스크림 등을 좋아하는 식습관은 동맥을 손상시키는 심혈관 시한폭탄을 설치한 것과 같다.

혈액순환에 장애를 일으키는 질환은 대부분 혈중 콜레스테롤 수치가 높거나 심장 관상동맥에 이상이 있을 때 발생한다. 효소가 풍부한 채소, 과일, 발효식품은 혈관 내의 혈류를 방해하는 혈전 및 노폐물을 직접 제거해, 뇌경색증, 뇌출혈, 뇌졸중, 동맥경화, 고지혈증 등의 예방 및 치료에 큰 도움을 준다.

미국립보건원(NIH)과 미국 질병통제센터(CDC)에 의하면 미국인 6,200만 명이 고혈압, 관상동맥 심질환, 부족한 혈류로 인한 통증인 협심증, 뇌졸중 중 최소 1가지 유형의 심혈관계 질환을 지니고 있다.

고혈압은 자각 증상을 전혀 느낄 수 없기 때문에 평소 혈압을 재어 체크하

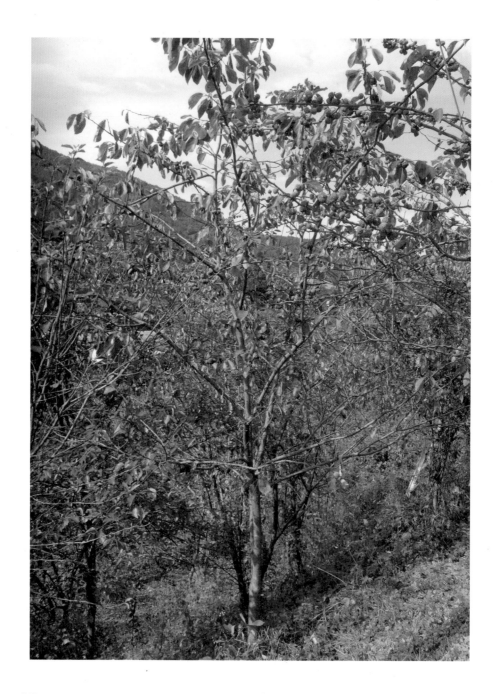

92

고 적절히 대처해야 한다. 정상적인 혈압을 유지하기란 쉽지 않다. 평소에 혈관질환 위험인자를 줄이는 게 중요하다. 혈전에 의해 혈관이 막히고, 터지고 괴사되면 위험하다. 혈관에 부담을 주는 것을 피하고, 심장에 부담을 주는 스트레스나 과격한 운동을 삼가야 한다.

심장을 안전한 수준으로 유지하기 위해서는 적절한 체중과 정상 혈압을 유지해야 한다. 담배를 끊고, 과격하지 않은 운동을 꾸준히 하고, 혈전이 생기지 않도록 피를 맑게 하고, 효소가 풍부한 채소, 과일, 미나리, 은행, 연꽃, 전통차를 섭취하는 것이 좋다.

꾸지뽕에는 가바와 루틴 성분이 있어서 혈압을 낮추어 주고 모세혈관의 탄력성을 회복시켜 혈액의 흐름을 좋게 해 준다.

(4) 당뇨병 예방

21세기 국민병

가족력에 당뇨환자가 있으면 30%는 유전한다.
아직까지 당뇨를 고치는 약은 없다.
당뇨를 우습게 보면 큰 코 다친다.
당뇨를 방치하면 합병증이 올 가능성이 많다.

최악의 경우 손끝과 발끝이 괴사하여
잘라내야 하는 경우가 있다.
당뇨는 철저한 관리를 하고, 효능이 좋은 약초를 먹어야 한다.

1970년대만 해도 당뇨는 희귀병이었다. 지금은 국민병처럼 소아당뇨가 있을 정도로 당뇨병 환자가 많아졌다. 당뇨병은 췌장에서 분비되는 인슐린이 부족하거나 제대로 적응하지 못해 혈액 속의 혈당이 에너지로 이용되지 못하고 소변으로 배출되는 병이다.

합병증이 오기 전까지는 아무런 증세가 없기 때문에 소리없는 살인자로 불린다. 고혈당은 혈류에 포도당이 과다하여 심혈관계 질환, 신경 손상, 순환장애, 시력 상실, 신장질환, 성기능 부진 등의 위험을 증가시키기 때문에 꾸준한 관리가 중요하다.

당뇨병의 대표적인 증상은 다음(多飮), 다식(多食), 다뇨(多尿)다. 심한 시장기와 함께 항상 갈증을 느낀다. 당뇨병 진단 기준은 공복에 혈당이 126 이상, 당부하 검사 두 시간 후에 200 이상일 때이다.

췌장에서 분비되는 인슐린은 혈당을 적정수준으로 유지시키며 알맞게 연소하고 있는지를 감독한다. 췌장에서는 하루에 약 1리터의 알칼리성 소화액을 생산한다. 온 몸에 흩어져 있는 약 100만 개의 소도세포(小島細胞)를 이용해서 인슐린을 생산한다.

꾸지뽕은 혈당을 낮추어 인슐린을 생산하는 췌장에 부담을 적게 준다. 충북대학교 약학논문에서 꾸지뽕나무 뿌리껍질이 혈당을 강하하는 것으로 밝혀졌다.

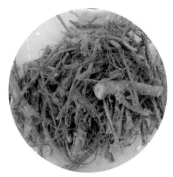

당뇨병 합병증의 60%는 혈관이 막히면서 족부괴양으로 시작하여 당뇨족으로 나타난다. 당뇨병을 예방하기 위해서는 유전적인 요소를 파악하고, 내장비만을 피하고, 고혈압, 고지혈증이 없어야 한다. 당뇨병은 치료가 아닌 철저한 조절·관리를 잘 하면 일생 동안 정상적인 사람과 똑같이 살 수 있다.

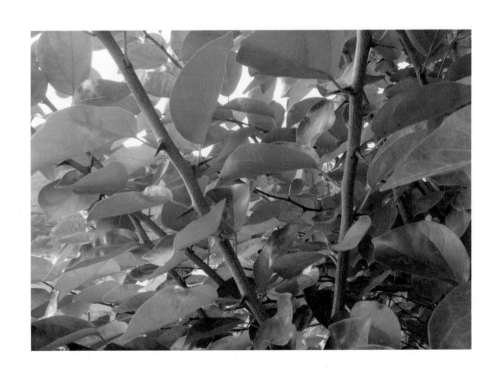

당뇨병 증상이 있는데도 주의 깊고 효과적인 관리를 하지 않으면 심각한 합병증을 초래할 수 있다. 무엇보다 심장질환과 고혈압 발병 가능성이 높다. 합병증으로 인해 실명으로 이어질 수 있고, 손과 발의 절단을 요하는 순환장애까지 직면할 수 있다.

현재 당뇨병을 완치하는 약은 없다. 운동은 당뇨에 의한 합병증을 최소화하는데 도움을 준다. 당뇨에 좋은 약초는 많다. 천연 인슐린이라는 별명을 가진 뚱딴지를 비롯하여 꾸지뽕나무, 뽕나무, 여주, 다래나무, 으름덩굴, 하눌타리, 닭의장풀, 조릿대, 천문동 등의 약초를 달여 먹고 관리를 철저히 한다면 정상적인 생활을 할 수 있다.

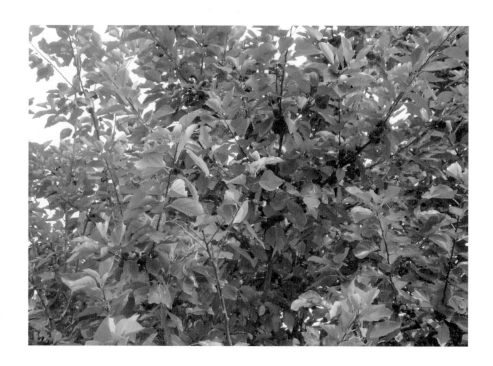

■ 당뇨병의 올바른 관리

구 분	관 리
생활습관	1. 규칙적인 생활(약 복용 시간, 인슐린 주사 맞는 시간, 식사) 2. 정상 체중 유지 3. 당뇨수첩을 가지고 다닌다.
해로운 식품	설탕이 많이 들어 있는 식품과 단당류
주의 사항	매일 6가지 식품군을 골고루 섭취하며, 섬유소가 풍부한 식사를 하며, 술과 짠 음식을 피한다.

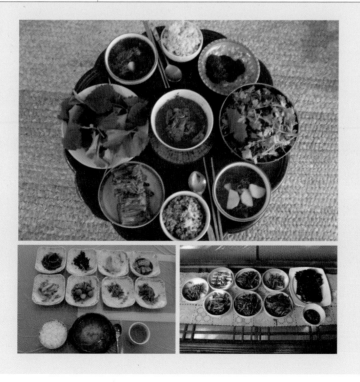

(5) 고지혈증 및 중성지방 개선

죽음을 부르는 혈액 속의 지방

생활습관을 개선하라!
콜레스테롤과 중성지방 수치를 유지하라!
복부 비만과 내장 지방을 줄여라!
콩으로 고혈압과 고지혈증을 개선한다.
섬유소는 되도록 많이 섭취한다.
평소에 꾸지뽕잎차를 마셔라!
심장과 혈관의 건강은 생존과 직결되는 문제다.

심장은 태어나서 죽을 때까지 1분간 70회 전후의 규칙적인 박동을 계속한다. 80년을 산다고 가정할 때 평생 25억 회 이상 펌프질을 해서 생명을 유지한다. 우리 몸 속의 혈관은 약 10만km로 무려 지구 두 바퀴 반에 해당하는 길이이다. 심장에서 나온 피는 인체를 한 바퀴 도는 데 약 1분 정도밖에 걸리지 않는다.

높을 고(高)에 기름 지(脂), 고지혈이라는 이름처럼 혈액 속에 지방 성분이 지나치게 많으면 혈관 내벽이 두꺼워지고 혈관이 좁아져 혈압에 영향을 주고, 혈관에 혈전이 쌓여 진행된 부위가 갑자기 터져 생명에 위태로울 수 있다. 그래서 대다수 사람들은 고지혈증을 예방하기 위해 콜레스테롤 수치에 신경을 많이 쓴다.

고지혈증의 위험인자인 중성지방과 콜레스테롤은 혈액 속의 지방 성분으로 저밀도 콜레스테롤(LDL)[2]과 중성지방 중에 어느 하나라도 높거나 둘 다 높으면 고지혈증이다.

고밀도 콜레스테롤(HDL)이 정상보다 떨어지고 저밀도 콜레스테롤이 많아지면 관상동맥이 점점 좁아져 혈관을 막거나 혈관이 터져 동맥경화가 진행되기 때문에 죽음을 부르는 혈액 속 지방이라는 별명을 가지고 있다.

동맥경화란 지질대사의 이상으로 산화가 진행되고 혈중 콜레스테롤 증가로 혈관에 지방이 축적되면서 혈관의 내벽이 딱딱해진 상태를 말한다. 혈관이 좁아지고 경직되어 있어 60대 이상의 남자에서 65%가 혈관 장애에 의한 발기 부전을 겪는다. 의학 전문가에 의하면 성기 내의 작은 동맥에서 콜레스테롤 수치, 지방덩어리가 발견되기 때문에 높은 콜레스테롤 수치, 고혈압, 당뇨에 효능이 있는 꾸지뽕잎차를 마시면 효과를 볼 수 있다고 한다.

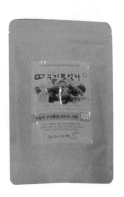

고지혈증 진단을 받으면 일단 식사요법을 실시해야 한다. 그 중 섬유소를 충분히 섭취해야 한다. 심장 질환이 있거나 당뇨병이 있는 경우에는 LDL 콜레

---

[2] 혈관벽으로 침투해 물렁물렁하고 진득한 물질을 만들고, 혈관 밖으로 나와 혈액의 흐름을 방해한다. 반면에 고밀도 HDL은 혈관 내의 찌꺼기를 제거한다.

스테롤을 최소한 100 이하로 유지하는 것이 중요하다.

평소에 음주, 과식, 기름진 음식을 삼가고, 피를 맑게 하는 채소나 과일을 섭취하고, 꾸지뽕잎차나 뿌리를 물에 달여서 상복한다. 심장근육이 수축할 수 있는 것은 세포막에 효소가 있어 가능하고, 심장에 근육이 있어야 하고, 혈관이 깨끗해야 한다. 평소에 꾸지뽕 열매로 효소를 만들어 원액 1에 찬물 5를 희석해서 먹으면 좋다.

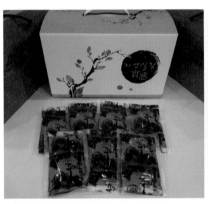 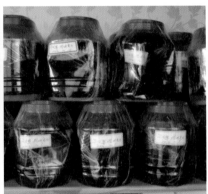

Tip

■ 중성지방과 LDL 콜레스테롤의 정상치와 위험치

구 분	정상치	위험 수준
중성지방	150mg 이하	200mg 이상
LDL 콜레스테롤	130mg 이하	130mg 이상

(6) 순환기 질환 및 부인병 개선

영양분이 전달되는 고속도로

건강의 첫걸음은 제대로 숨쉬기이다.
숨을 주관하는 폐와 맥을 주관하는 게 심장이다.
심장은 자지도 쉬지도 않는 정교한 펌프다.
심폐소생술은 심장과 폐를 동시에 살린다.
심장에는 규칙적이면서 과격하지 않은 운동이 도움이 된다.
인체의 근육이 줄면 신체 장기의 기능이 떨어진다.
노년기 심장관리를 위해서는 혈압관리가 중요하다.

혈압은 혈액이 혈관 속을 흐를 때 혈관벽에 미치는 압력으로, 고혈압은 심장 혈관질환 발병 확률이 높다. 나이가 들면서 심장이 1분 동안 방출하는 혈액의 양이 감소하면 혈관은 딱딱해지고, 수축기 혈압은 20~30% 증가하기 때문에 수시로 혈압 수치를 체크하며 관리해야 한다. 건강한 성인의 뇌에는 1,000억~1조 개의 신경세포가 있는데 나이가 들면서 수도 줄어들고 뇌의 무게도 약 10% 이상 감소한다.

지방질은 심장 동맥 안에 퇴적물을 쌓이게 한다. 지방질의 조그만 알맹이는 혈액 속에서 적혈구와 엉겨 걸쭉한 물질로 변하고, 심장은 모세혈관 속으로 밀어내야 하기 때문에 부담을 준다. 심장에게 부담을 주지 않기 위해서는 적절한 체중을 유지하고, 부담을 주지 않는 규칙적인 운동을 해야 한다. 또 삶에서 긴장을 풀고 느긋한 자세를 유지하며, 육식 같은 지방질 식품을 줄이고 담배를 피우지 않아야 한다.

인체는 나이가 들면서 세포수가 감소하고 효소가 고갈되기 때문에 우리 몸의 장기(臟器), 신경, 세포, 뼈, 근육이 노화되어 기능이 떨어진다. 100세 장수 시대에 암(癌)보다 무서운 재앙이 혈관질환으로, 암은 완치가 가능하지만 혈관질환은 완치가 어렵다.

일시적인 언어 장애는 막혔다가 뚫리기도 하지만, 손발에 힘이 빠지고 얼굴 한 쪽 표정이 부자연스러워지는 증상의 경우 곧 사라지기 때문에 방심하면 뇌졸중으로 이어진다. 외부에서 효소를 투여해 혈관 내 혈류를 방해하는 혈전이 생기지 않도록 한다.

호르몬인 에스트로겐[3]과 프로게스테론[4]의 상태에 따라 일생 동안 정상과 바닥을 왔다 갔다 한다. 여성에게 섬세하고 복잡한 여성 호르몬들이 건강과 심리적 안정을 좌우한다. 모든 여성은 호르몬 사이클에 따라 건강이 천차만별이 된다.

우리 몸은 일산화질소의 생성을 증진시키고, 세포에 영양을 공급하는 데 요

---

[3] 주로 자궁에서 분비된다. 정상적인 양일 때 에너지가 왕성하고, 피부가 부드럽고, 질은 탄력이 있고 촉촉하다.
[4] 건강한 생식(生殖)에 필수적이다. 생리 주기의 후반기에 자궁에서 분비된다. 배란이 있는 직후, 임신에 적합하도록 자궁벽을 튼튼하게 한다.

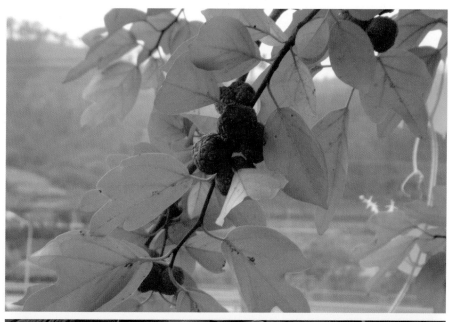

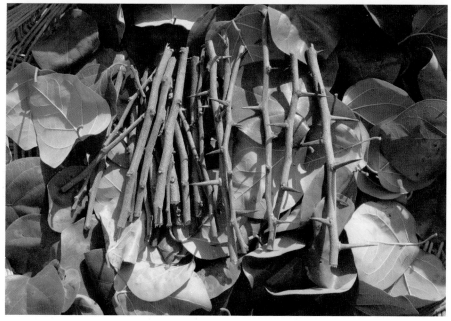

구되는 생활습관으로 바꾸는 일이 시급하다. 포화지방산을 줄이고 5가지 이상의 과일과 채소를 먹고, 평소에 근육관리를 해야 한다. 그 이유는 40세 이후에는 해마다 1%씩 근육이 감소하고, 80세가 되면 최대 근육량의 50% 수준이 되기 때문이다.

인체는 자기 힘으로 혈액을 운반하는 동맥과 다른 힘을 빌려 운반하는 정맥이 있다. 겨울에 손가락 끝이 차가워지는 것은 피부 혈관이 수축되어 피 순환 흐름이 나빠짐에 따라 피부로 전달되는 혈액이 적어지기 때문이다. 즉 인체의 각 부위로 혈류가 잘 되느냐 안 되느냐에 따라 건강의 여부가 결정되는 경우가 많다.

위급한 상태에서 병원으로 실려 온 환자에게는 먼저 심장과 폐의 기능을 되살리기 위해 인공 소생술을 시도한다. 심장에 큰 충격을 가해 멈춘 심장의 박동을 순간적으로 되살리려는 것이다.

심장은 규칙적인 것을 좋아한다. 혈액 응고와 관련이 있는 트롬빈과 혈전 용해와 관련이 있는 프라스민 등 혈전을 분해하는 효소들을 음용한다. 과격한 운동을 피하고, 탁한 피를 만드는 음식을 피하고, 평소에 피를 맑게 하는 달맞이꽃, 포도, 머루, 명자나무, 채소, 미나리 등을 섭취한다. 꾸지뽕은 세포를 건강하게 하여 생명의 설계도를 유지하게 하는 몸 안의 대사에 관여하는 효소를 분비하는 데 도움을 준다.

(7) 노화 억제 및 성인병 예방

인간 수명 100세의 조건

무병장수, 그것은 모든 인류의 꿈이다.

그러나, 사람은 생로병사 과정의 길을 간다.

인간의 최대 화두는 건강과 행복이다.

단순히 오래 사는 것보다 삶의 질이 중요하다.

병든 상태에서 오래 산다는 것이 과연 그만한 가치가 있는 것인가?

건강하지 못한다면 삶의 질은 낮을 수밖에 없다.

삶에서 몸을 먼저 챙기는 것이 시급한 이유다.

사람은 왜 병이 들며, 또 병들지 않고 보다 건강하게 살 수 있는 방법은 없을까? 인간의 생(生)과 사(死)는 시대를 불문하고 가장 큰 관심사다. 사람은 늙음과 죽음을 피할 수 없다.

조선시대 왕실조차도 왕들의 평균 수명은 겨우 46세였다. 환갑을 넘긴 왕은 태조와 고종을 비롯해 6명이었고, 영조만이 83세까지 살았다. 불로초를 구하기 위해 각고의 노력을 기울였던 진시황이나 영생을 위해 미라가 된 이집트의 람세스도 결국 죽었다. 18세기 산업혁명 이후 해마다 인간의 평균 수명이 3개월씩 증가한 이후 오늘날 의학의 발달로 100세 시대를 살고 있지만, 여전히 건강하지 못한 사람이 늘어나고 성인병에 노출되어 있는 현실이다.

KBS1 〈생로병사의 비밀〉에서는 노화와 장수의 신비를 추적하고 방송하고 있지만, 전 세계적으로 고령 인구가 빠르게 늘고 있고 의료 환경과 영양 상태가 좋아져, 90세 이상이 급증하면서 심혈관 질환과 당뇨, 고혈압 등의 만성질환자, 치매환자가 늘어나는 게 문제이다.

일본은 세계에서 장수 노인이 가장 많다. '장수(長壽) 대국' 일본이 110세 이상 초(超) 장수자들의 혈액을 이용해 장수의 비밀을 파헤치는 연구와 유전자 정보, 게놈(Genome) 해석을 통해 당뇨병, 암 등을 발생시키는 유전자를 밝혀내어 질병치료와 예방에 활용하고 있지만 완치와 죽음을 극복하지는 못하고 있는 현실이다.

항상 젊음을 유지하고 건강하게 살고자 하는 것은 나이 든 사람들의 한결같은 바람이다. 오늘날 노화를 최대한 늦추는 연구와 의술, 약물 같은 것이 속속 등장하고 있지만 각자 개인의 건강의 시계는 멈춰있다.

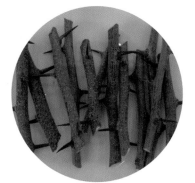

사람은 나이가 들면서 인체 내부 어디선가 소리 없이 노화 시계가 가고 있다. 나이가 들어감에 따라 세포 내에서 활성산소(Free Radicals)가 정상적인 세포를 공격하고 손상시켜 피부가 늙고, 주름살이 생기고 심장을 포함한 모든 장기가 점점 제 기능을 못해 결국은 인체는 늙고 병들게 된다.

사람의 피부는 다른 기관과 마찬가지로 나이가 들어감에 따라 노화한다. 나

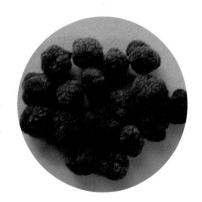

이든 노인들의 얼굴을 보면 깊게 팬 주름과 반점 (死斑)이 있고 근육은 약하다. 여성의 경우 피부에 좋다는 기초 화장을 한 다음, 햇빛 차단 크림을 바르고 파운데이션을 바르지만 눈가, 입가, 목의 주름을 막을 수 없다.

60대가 되면 지방이 축적되고, 뼈가 약해지고, 근육이 감소하고, 심폐 기능이 떨어지면서 노화 진행의 속도를 늦추려고 하지만 젊음으로 다시는 돌아갈 수 없다. 대다수 많은 사람들이 노화 과정을 억제하거나 노화의 시계를 거꾸로 돌려서 잃어버렸던 청춘의 샘을 다시 찾을 거라고 생각하지만 환상일 뿐이다.

필자는 100세 청년처럼 젊음을 유지하기 위해 세상 사람들이 추구하는 것을 포기하고 오로지 건강관리만 하고 있다. 얼굴에 주름도 없고 피부가 20대처럼 탄력이 있고, 관절 또한 부드럽다. 항상 에너지가 넘친다.

인간의 수명을 연장할 수 있는 방법이 없다고 해서 실망할 필요는 없다. 40대부터 철저하게 건강을 챙겨야 한다. 어느 누구도 노화를 막을 수는 없지만, 늦출 수는 있다. 지금부터라도 돈으로 건강을 살 수 없다는 것을 깨닫고 날마다 꽃을 가꾸듯이 몸을 살피는 일이 시급한 이유다. 단순히 오래 사는 것이 아니라 건강하고 활기찬 삶을 유지하는 것, 그것이 바로 진정한 의미의 장수가 아닐까?

(8) 비만 및 변비 개선

내 몸의 시한폭탄 비만

비만은 암보다 무서운 병이다.
스트레스는 비만을 부른다.
복부비만과 내장지방을 줄여라!
건강의 왕도는 걷기다.
잘 먹고 잘 싸야 건강한 사람이다.
영국 속담에 사람은 칼로 죽는 것이 아니라
음식으로 죽는다고 했다.

서양의학에서는 병의 원인을 인체의 불균형, 잘못된 생활습관, 스트레스, 세균, 외상, 정신장애와 각종 사고 등으로 본다. 비만은 당뇨병, 동맥경화, 심장병, 고혈압은 물론 수명이나 삶의 질에 영향을 미친다.

우리의 몸은 중년이 되면서 살이 찌는 것을 피하기 어렵다. 나이가 들면서 살이 찌는 것은 성장 호르몬의 감소에 따른 일종의 노화현상이다. 비만은 단순히 외모의 문제만이 아니라 고혈압, 당뇨병, 심근경색 등 각종 성인병의 근원이기 때문에 치명적이다.

보릿고개를 거쳐 먹을 것이 귀했던 70년대 이전만 해도 당뇨 환자는 거의 없었다. 현대 시대는 남녀 모두 체중이 증가하면서 각종 성인병에 노출되면서 비만이 심각한 질병이 되었다.

나이가 들면서 살이 찌는 것은 자연스러운 현상이 아닌 국가적인 문제다. 남자의 경우 36인치 이상, 여자의 경우 34인치 이상이면 복부비만으로 볼 수 있다. 어떤 여성이 결혼 후 아이를 낳은 후부터 점점 살이 찌기 시작해 초대형 옷 사이즈를 찾는 것을 TV에서 본 적이 있다. 그만큼 비만에 따른 헬스 마케팅이 성행하고 있다.

비만은 지방 조직 중의 중성지방 비율이 높아진 상태를 나타내며 칼로리의 과다 섭취나 고열량, 저영양 섭취로 인한 대사 장애로 칼로리로 전환되지 못하고 지방으로 축적되어 생기는 현상이다. 복부비만을 방치하면 심한 경우 동맥경화가 진행되며 심장질환 또는 뇌졸중이 발생하거나 여러 가지 사망의 주요한 원인이 될 수 있다.

스트레스를 받게 되면 혈중 스트레스 호르몬인 코르티코스테론이 증가하여 음식의 섭취를 증가시키는 물질인 도파민, 뉴로펩타이드Y, 오피오이드, 코티졸 같은 물질을 자극시켜서 내장지방 축적형 비만을 형성하여 살이 찌는 원인이 된다.

사람은 잘 비워야 오래 산다. 일본의 고이치로가 쓴 《쾌변천국》이라는 책에서 오래 살기를 원하는 사람은 자신의 대변에 대하여 관심을 가지고 밥따로 대변따로 생각하면 안 된다고 하면서 사람이 가장 쾌락을 느끼는 순간이 배설할 때라고 강조하기도 했다.

사람은 잘 비워야 오래 산다. 어제 대변을 보고 오늘도 대변을 보다가 죽는 사람은 없다. 대변을 보면 건강을 알 수 있다. 배변 습관이 중요하다. 정확한 시간에 배변을 보아야 한다. 건강한 사람의 대변은 두께 약 2cm, 길이는 10~15cm라고 한다. 육식을 위주로 하는 사람은 하루에 100g 정도이지만, 채식을 위주로 하는 파푸아뉴기니 사람은 하루에 1kg로 세계 최고이다.

변비에서 설사로, 다시 설사에서 변비로 장기간 반복되면 건강의 적신호이다. 과민성 대장증후군으로 의심할 수 있다. 변비나 설사가 반복되면 대장 어딘가에 혹이 있는지 의심해야 한다.

음식을 먹고 난 후에 배가 더부룩하면 삶의 질이 떨어지고 비만의 원인이된다. 《주역》에 복육분천수(腹六分天壽)라는 말이 있듯이 위의 6할만 먹어야 한다는 경종이지만 필자는 새처럼 30%만 먹어야 한다고 주장하고 싶다.
살이 찌지 않기 위해서는 음식을 채소 중심으로 먹고, 해가 진 후에는 동물처럼 음식을 먹지 않아야 한다. 중국 속담처럼 채식이야말로 백약(百藥)이다.

버릴 것 없는 '꾸지뽕' 여성질환 예방효과 높다

생리통(월경통)을 겪는 가임기 여성들이 매년 증가하고 있다. 생리통은 복통, 편두통, 복부 팽만감, 메스꺼움, 우울증이나 식욕 및 성욕의 변화를 동반하는 것으로 알려져 있다.

생리통이나 생리불순은 몸이 찬 여성들에게 주로 나타난다. 일교차가 심한 환절기에는 특히 정도가 심해지기 때문에 면역력을 높여주고 몸을 따뜻하게 하는 등의 노력이 필요하다.

생리통, 생리불순 등의 여성질환은 자연건강식품 섭취만으로도 충분히 개선이 가능하다.

뽕나무과에 속하는 꾸지뽕은 생리통에 좋은 대표적인 식품이다. 뿌리, 껍질, 줄기, 잎, 열매 등 버릴 것 하나 없이 섭취 가능하다.

줄기는 물에 끓여 마시거나 요리할 때 넣으면 비린내 제거에 탁월하다. 열매는 열매환이나 생으로 먹을 수 있다. 갈아서 우유나 음료에 넣어 먹어도 된다. 잼이나 효소를 만들면 은은하게 퍼지는 달콤함을 느낄 수 있다. 잎은 물에 우려 차로 마실 수 있다.

꾸지뽕은 생리통, 생리불순, 냉증을 비롯해 자궁암, 자궁근종, 염증 등에 효과가 있는 것으로 전해진다. 위염 및 위궤양 예방은 물론 위암, 간암, 대장암 등에도 도움을 준다. 혈액순환과 당뇨, 관절염에도 효과가 있다.

따뜻한 성질을 가지고 있는 꾸지뽕은 대장활동을 도와 변비 해소와 이뇨 작용을 원활하게 한다. 피부미용에도 도움을 줘 여성에게 특히 좋은 건강식품이다.

뉴시스

꾸지뽕의 과학적 근거

꾸지뽕 약초골은 충북도립 대학 바이오식품생명과학과와 충북대학 농업생명환경대학 식품생명공학과에 2종의 시료 꾸지뽕 건조 뿌리 및 줄기와 제품 추출액, 환, 티백에 대하여 '꾸지뽕의 성분 분석 및 생리활성' 실험을 의뢰하였다.

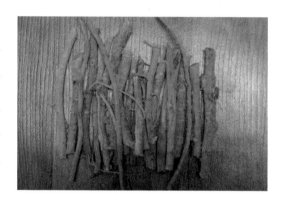

대통영농조합법인 꾸지뽕 약초골로부터 제공받은 2종의 시료(꾸지뽕 건조 뿌리 및 줄기)에 대해 일반성분을 분석하였으며, 꾸지뽕 제품 3종(추출액, 환, 티백)에 대한 기능성 성분 분석과 항산화 활성을 검토하여 다음과 같은 결론을 얻었다.

꾸지뽕 뿌리의 조단백, 조지방, 조회분 함량은 52.29%, 18.83% 및 4.40%로 줄기에 비해 높았으며, 총 식이섬유는 줄기가 74.09%로 뿌리의 52.29%에 비해 높았다.

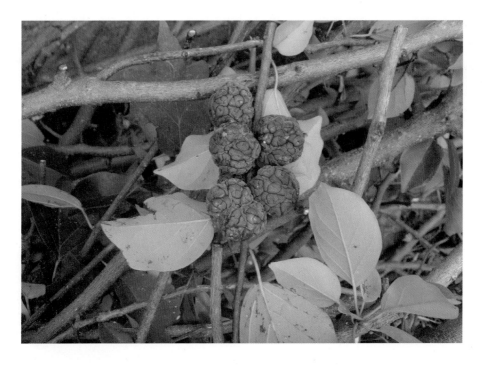

　Rutin 함량은 꾸지뽕 추출액과 환이 각각 0.10mg/100mL와 4.92mg/100g으로 환제품에서 높았으며, 티백차는 60분간 추출시 0.04mg/100mL였다.

　1-Deoxynojirimycin(우) 함량은 추출액과 환이 각각 0.25mg/100mL와 9.54mg/100g으로 환 제품이 높았으며, 티백차는 60분간 추출시 0.09mg/100mL였다.

　총 폴리페놀 함량은 꾸지뽕 추출액과 환이 각각 16.74mg/100mL와 451mg/100g이었고, 총 플라보노이드는 추출액과 환에서 9.12mg/100mL와 248mg/100g으로 환에서 높은 함량을 보였다.

티백차의 총 폴리페놀과 총 플라보노이드는 5분 이상 침출시 검출되었으며, 60분 침출시 각각 2.47mg/100mL와 0.25mg/100mL로 나타났다.

전자공여능은 추출액과 환이 각각 31.24%와 78.24%였고, 총 항산화력도 각각 26.57%와 66.77%로 환이 추출액에 비해 높은 항산화 활성을 보였다.

티백 제품의 항산화 효과는 3분까지 침출시에는 없었으며, 60분 침출시 전자공여능과 총 항산화력이 각각 24.12%와 21.42%로 최고의 항산화 활성을 나타내었다.

(1) 꾸지뽕 부위별 일반 성분 분석(건조 분말, 단위 %)

성분	줄 기	뿌 리
수 분	7.65	11.16
총 식이섬유	74.09	52.29
조단백	11.31	18.29
조지방	1.14	4.40
조회분	2.55	3.42

(2) 꾸지뽕 제품별 기능성 성분 분석(nd : 불검출)

성 분	액상 추출 음료 (mg/100ml)	환 (mg/100g)	티백차(mg/100ml)			
			1min	3min	5min	60min
루틴(Rutin)	0.10±0.01	4.92±0.16	nd	nd	nd	0.04±0.01
1-Deoxynojirimycin	0.25±0.01	9.54±0.27	nd	nd	nd	0.09±0.01
v-Aminobutyric	nd	nd	nd	nd	nd	nd

(3) 꾸지뽕 제품별 총 폴리페놀 및 플라보노이드 함량(nd : 불검출)

성 분	액상 추출 음료 (mg/100ml)	환 (mg/100g)	티백차(mg/100ml)			
			1min	3min	5min	60min
폴리페놀	16.74±0.28	451±0.05	0.21±0.01	0.42±0.05	0.87±0.07	2.47±0.12
플라보노이드	9.12±0.18	248±0.04	nd	nd	0.04±0.01	0.25±0.02

(4) 꾸지뽕 제품별 항산화 활성(nd : 불검출)

항산화 활성	액상 추출 음료 (% at 10mg/ml)	환 (% at 10mg/ml)	티백차(%)			
			1min	3min	5min	60min
Electron donating ability	31.24±0.11	78.24±0.12	nd	nd	12.45±0.12	24.12±0.21
Total antioxidant activity	26.57±0.12	66.77±0.14	nd	nd	8.27±0.04	21.42±0.11

(5) 일반뽕 및 꾸지뽕 시료 분석

농업기술실용화재단의 일반뽕 및 꾸지뽕 가루 시료를 통해 분석한 결과 혈당강하 물질이 일반뽕 대비 꾸지뽕이 17.2% 적은 양 함유된 것으로 밝혀졌다. 일반성분에서 조섬유, 조회분, 지방산은 꾸지뽕이 일반뽕보다 높게 나타났고, 조단백질과 조지방아미노산은 일반뽕이 꾸지뽕보다 높게 나타났다.

· 혈당강하지표물질(DNJ) 함량

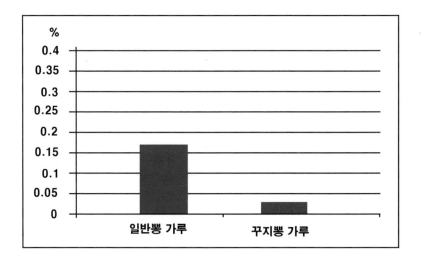

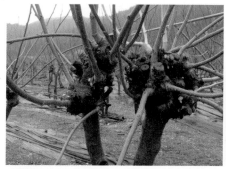
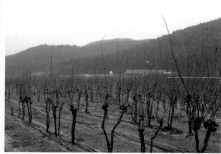

일반뽕

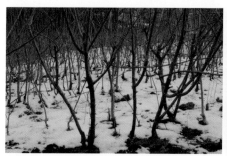
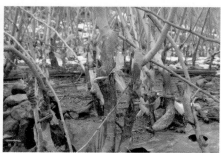

꾸지뽕

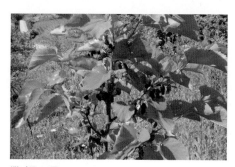

뽕나무 묘목

· 일반 성분 함량

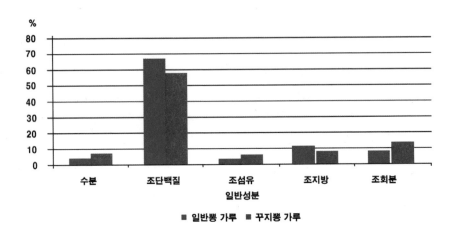

· 일반뽕 가루 · 꾸지뽕 가루

(6) 농촌생활연구소 분석

· 꾸지뽕의 성분 조성(가식부 100g 당)

성분	마그네슘	나이아신	단백질	지방	당질	섬유	회분	칼슘	인
열매	29.3mg	0.6mg	4g	0.6g	12.4g	3.9g	1.2g	37mg	68mg
잎차	416mg	0.7mg	12g	4.9g	57.7g	8g	9.5g	296mg	161mg

※ 참고 : 뿌리 성분은 플라보노이드 배당체, 페놀류, 아미노산, 유기산, 당류를 함유

118

(7) 제주시 북부 농업기술센타 성분 함량 분석

· 꾸지뽕잎차, 일반뽕잎차, 녹차의 비교

구 분	꾸지뽕	일반뽕	녹 차
칼 슘	3,000	2,699	440
철	68	44	20
칼 륨	4,007	3,101	2,200
비타민 A	5,325	4,130	7,200
비타민 B1	8.0	0.6	0.4
비타민 B2	5.3	1.4	1.4
비타민 C(숙성)	550	32	250
비타민 C(일반)	45	-	-
식이섬유(%)	99	52	11
가 바	1,150	250	25
루 틴	6,800	380	100

순창 꾸지뽕 장류제품 개발 가시화
김명곤 전북대 교수팀 연구 결과 주목

순창 꾸지뽕을 활용한 장류제품 개발이 가시화 될 전망이다.

18일 순창군에 따르면 지난 14일 광주 김대중컨벤션센터에서 열린 한국식품영양과학회에서 '순창군에서 생산되는 꾸지뽕을 활용한 고기능 장류제품 개발'에 대한 연구결과가 발표돼 산업적 주목을 끌었다.

이번 연구는 지역 농식품 선도 클러스터 선행 연구과제로 전북대 김명곤 교수팀에서 수행했다.

연구팀은 기존의 당 절임 형태의 첨가방법에서 탈피한 천일염 염장방법을 선택함으로써 장류에 최적인 꾸지뽕 식품소재를 개발하는데 성공했다.

연구팀은 "순창 꾸지뽕 염장 추출물의 경우 항산화 활성 효과와 혈압강하 효과(ACE 저해활성)를 증진시킬 수 있으며, 장류(고추장, 된장)에 적용시 맛에 영향을 주는 유리아미노산 및 핵산 함량이 증가하는 긍정적 효과가 나타냈다."며 "눈

건강에 도움을 주는 루테인(Rutein) 함량이 증가한다."고 발표했다.

순창군 관계자는 "꾸지뽕은 순창군에서 재배면적이 확대되고 있는 향토자원으로 농민들에게 고수익을 줄 수 있는 작목"이라며 "향후 꾸지뽕 장류제품이 출시돼 새로운 시장을 창출한다면 꾸지뽕 재배 면적이 지금보다 더 확대될 것이다."고 기대감을 나타냈다.

순창군은 앞으로 꾸지뽕과 같이 지역 향토자원을 활용한 다양한 고기능 발효제품 개발을 보다 활발하게 추진해 농가들에게 고수익을 창출할 수 있도록 전력을 다할 방침이라고 밝혔다.

광주일보

꾸지뽕으로 병을 고친 사람들

(1) 고혈압이 사라졌다(박천규)

(2) 산후조리 후유증과 비염을 완치하다(김미경)

(3) 당뇨병이 사라졌다(이택열)

(4) 암을 극복하다(최홍주)

(5) 제2의 인생을 찾다(조종덕)

(6) 간경화로 식물인간 상태에서 건강을 되찾다(김점식)

(7) 온 몸의 병이 사라지고, 건강을 되찾다(진명 스님)

(8) 자궁근종이 없어졌다(임귀숙)

(9) 고지혈증이 사라졌다(이이범)

(10) 중성지방이 개선되었다(정경교)

(1) 고혈압이 사라졌다

박천규(58세) 전북 임실군

저는 평소에 건강관리를 철저히 하는 편인데도 고혈압 환자였습니다. 고향 집 뒤 대나무 숲에 50년 이상된 꾸지뽕나무가 자라고 있지만 나에게 생명의 나무가 된 것은 고혈압을 완치하였기 때문입니다. 전주에서 직장생활을 하면서 주말이면 고향에 와서 부모가 남긴 전답과 둑에 꾸지뽕이 건강에 좋다 하여 심고, 해마다 잎, 열매, 가지, 뿌리를 채취하여 잎을 말려서 물에 달여 장복한 후 혈압을 정상으로 회복하였습니다.

(2) 산후조리 후유증과 비염을 완치하다

김미경(56세) 전북 전주시

저는 결혼 후 산후조리를 제대로 못하여 손목 수근골 뼈가 뻐근할 정도로 손목을 사용하여 생활하는데 어려움을 겪었습니다. 또 몸이 냉하여 잦은 감기에 비염을 앓고 살았는데 주위에서 꾸지뽕차와 오가피가 좋다 하여 장복한 후 손목을 사용하는데 지장이 없어지고 비염이 사라졌습니다. 쉽게 고치기 힘들다는 비염을 자연요법으로 약을 먹지 않고 치료하여 제2의 삶을 찾았습니다.

(3) 당뇨병이 사라졌다

이택열(60세) 전북 익산시

저의 누님은 쉽게 피곤하고 입이 마르고 물을 먹지 않으면 생활을 할 수 없어 동네 병원에서 진단한 결과 당뇨병 판정을 받았습니다. 하지만 관리를 소홀히 한 채 방치하다가 합병증으로 고생을 하였습니다. 마침 고등학교 후배가 저의 사무실에 놀러와 대화를 하던 중 꾸지뽕을 권유하여 그냥 거절할 수 없어 꾸지뽕 가지와 뿌리를 달여 복용하였습니다. 이후 피곤함이 사라지고 입이 마른 것과 혈당이 정상이 되었습니다.

(4) 암을 극복하다

최홍주(58세) 경기도 의정부시

건강에는 자신이 있었는데 어느 날 먹는 음식이 소화가 안 되고 쉽게 피곤하고 위가 항상 더부룩해서 동네 의원에 갔습니다. 거기서 큰 병원에 가라고 해서 정밀 검사를 받은 후 위암으로 진단을 받았습니다. 하늘이 무너지는 것 같았습니다. 평소에 자연의학과 대체의학에 관심을 가지고 있었기 때문에 수술을 하지 않고 잘못된 식습관을 바꾸고, 꾸지뽕을 비롯한 항암에 좋다는 것을 꾸준히 복용한 결과, 지금은 암을 극복하고 새 생명을 살고 있습니다.

(5) 제2의 인생을 찾다

조종덕(66세) 서울시 강남구

평소에 건강에 자신이 있어 마라톤 대회에서 완주한 경험도 있습니다. 건강 출판사를 운영하면서 건강과 관련해서 많은 책을 냈습니다. 술을 과음하지도 않았고 무리도 하지 않았는데 어느 날 화장실에서 하혈이 계속되었습니다. 여러 번의 하혈을 한 후에 오르막길은 물론 평지도 걸을 수가 없었습니다. 마침 이 책의 저자인 정구영에게 전화를 했더니 꾸지뽕 기름을 권유해 물에 타서 복용한 후 건강을 되찾고 활기찬 생활을 하고 있습니다.

(6) 간경화로 식물인간 상태에서 건강을 되찾다

김점식(56세) 부산광역시

저는 부산의 신발 공장에서 근무하던 중 얼굴이 노랗고 피곤해서 고신대 병원에서 간에 복수가 차는 간경화 진단을 받고 장기간 입원 후 퇴원하여 집에서 요양을 하고 있었습니다. 그러던 중 1년이 지나 식물인간이 되어 극단적인 생각으로 자살을 택하려던 순간 가족들이 오가피 명인에게 전화하여 오가피와 꾸지뽕을 택배로 주문하여 복용한 후 한 달만에 걷기 시작하여, 지금은 건강을 찾고 정상인처럼 활기찬 생활을 하고 있습니다.

(7) 온 몸의 병이 사라지고, 건강을 되찾다

진명 스님 서울특별시

저는 출가하기 전에 우울증으로 고생을 하다가 출가한 이후 사찰 음식과 자연식을 통하여 건강을 되찾았습니다. 도심의 사찰에서 생활을 하다 보니 조금만 활동을 해도 쉽게 피곤하고 음식을 먹어도 소화가 되지 않아 고민을 하던 차 저자인 정구영을 알게 되었습니다. 이후 오가피 농장을 방문하여 오가피 달인의 액상차와 꾸지뽕차를 꾸준히 복용한 결과, 피곤함이 사라지고 건강을 되찾았습니다.

(8) 자궁근종이 없어졌다

임귀숙(57세) 서울특별시 강남구

저는 대학교를 졸업하고 서울의 컴퓨터 학원에서 직장 생활을 하다 보니 식사를 제때에 하지 못해 잦은 설사와 소화불량으로 고생을 했습니다. 결혼을 한 후에 남편의 식생활을 통해 소화불량이 사라졌습니다. 딸과 아들을 낳고 병원에서 검진을 받았는데 자궁근종이었습니다. 수술을 하지 않고 평소에 채식 위주로 식사를 하며 꾸지뽕잎차와 뿌리를 물에 달여 먹고 완치되었습니다.

(9) 고지혈증이 사라졌다

이이범(60세) 전북 전주시

저는 적정 체중을 유지하지 못해 당뇨병과 고지혈증이 있어 평소에 술을 하지 않고 자연식을 통해 건강관리를 하고 있었습니다. 그러던 중 약초를 하는 친구가 꾸지뽕이 암을 비롯하여 당뇨, 고혈압, 고지혈증, 중성지방에 좋다 하여 꾸지뽕을 구입하여 꾸준히 장복한 결과 혈당이 떨어지고 고지혈증이 개선되었습니다.

(10) 중성지방이 개선되었다

정경교(59세) 진안군 백운면

저는 해양대학을 졸업하고 항해사 자격을 취득하여 12년 동안 지구를 36바퀴 돌았습니다. 선장 자격까지 땄지만 가족과 오랜 시간 떨어져 있고 외로움에 지쳐 거의 매일 같이 술을 먹고 건강이 악화되어, 살기 위해 고향으로 귀농하여 부모님을 모시고 20년 째 오가피 농장을 운영하고 있습니다. 우연히 정기종합검진을 받게 되었습니다. 건강 수치가 정상인데 지방간 수치가 높게 나와 즉시 꾸지뽕잎차와 환을 꾸준히 복용하였더니 지방간 수치가 정상으로 회복되었습니다.

126

순창군, 당뇨·고혈압 예방 식단 개발…… 상품화 추진

전북 순창군이 건강장수식단 꾸러미 사업 추진을 위한 당뇨·고혈압 예방식단을 개발해 상품화 가능성을 열었다.

순창군은 22일 건강장수연구소 골드쿡 장에서 당뇨·고혈압 예방을 위한 건강장수식단 시연회를 진행했다.

이날 시연회는 군이 건강장수 스토리텔링 식단개발 프로젝트 일환으로 추진했으며, 당뇨예방관리 식단 6종류 24종과 고혈압 예방식단 5종류 20종의 레시피가 소개됐다.

레시피 시연은 순창지역의 대표적 농특산물로 쉽게 만들 수 있고, 당뇨와 고혈압 예방 효과가 높은 대표적 요리 13종(당뇨 7, 고혈압 6)을 현장에서 맛보는 형식으로 진행됐다.

전북대 식품영양학과 김숙배 교수 팀의 당뇨예방관리 식단은 콩현미죽, 청국장김밥, 콩떡갈비, 두릅표고전, 콩쑥개떡 등 7종이 시연됐다.

한남대 식품영양학과 이미숙 교수팀의 고혈압 예방식단은 냉이메주콩밥, 삼채잡채, 두릅메밀쌈, 두부배추전골, 두릅메주콩숙채 등 6종이 선보였다.

특히 두릅과 꾸지뽕은 최근 당뇨에 효과가 높은 걸로 알려지고 있으며 순창군의 특산품으로 이를 활용한 요리는 지역을 홍보하는 효과도 높을 것으로 기대하고 있다.

이날 시연회에는 황숙주 군수와 관계 공무원 25명이 참여했다.

황숙주 군수는 "순창의 건강한 농특산물을 이용한 건강장수식단 개발은 순창의 힐링브랜드를 한 차원 높일 뿐만 아니라, 농가 소득도 높일 수 있는 사업이 될 것"이라고 말했다.

뉴시스

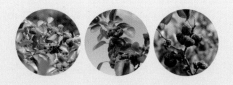

농업인, 귀농인, 귀촌인에게 꾸지뽕나무는 돈이다

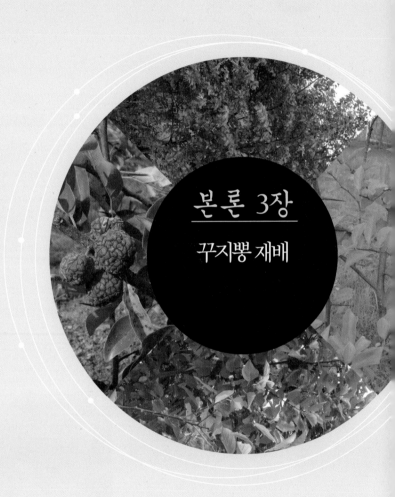

본론 3장
꾸지뽕 재배

생육환경 및 성상

꾸지뽕나무는 내한성이 강한 양수로 햇볕이 잘 드는 곳에서 잘 자란다. 15°
이내의 경사진 곳이나 전답의 언덕, 중부 이남의 해발 700m까지 서식이 가능
하다. 낮은 야산, 계곡의 물가, 저수지 부근, 척박한 자갈밭까지 다양하게 분
포하고 있다.

최근 꾸지뽕나무가 상업적 이익이 있는 나무로 인식되어 농가에서는 산기
슭이나 마을 주변에 심고 있다. 성장 속도가 빠르고 병충해에 강해 농약을 사
용하지 않고도 재배가 가능하다. 농사를 한 번도 지어보지 않은 귀농 초보자
나 은퇴를 앞둔 이들이 쉽게 재배할 수 있다.

꾸지뽕나무는 다른 작물보다
도 재배하기 쉽다. 심을 때 묘목
값 이외 특별한 투자비용이 적
게 들어간다. 수형만 잘 만들어
놓으면 관수시설도 필요 없으
며, 비료, 거름, 농약, 물 등을 주
지 않아도 된다.

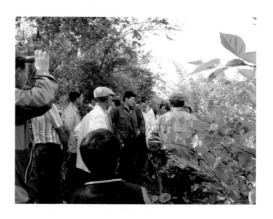

심은 지 3년이면 열매가 열리지만 7년이 지나야 매년 많은 수확을 할 수 있다. 가시가 있는 것과 없는 나무가 있으므로 대량으로 재배를 하기 위해서는 가시가 없는 나무를 선택해야 관리가 쉽다.

꾸지뽕나무는 암수가 다르다. 은행나무처럼 암수가 같이 있어야 열매를 맺는다.

(1) 가 지

최근 가시가 없는 품종을 개량하였지만, 자연산과 재배용 꾸지뽕나무 가지에는 털이 있고 날카로운 가시가 있다.

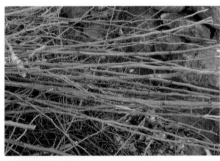
가시있는 가지

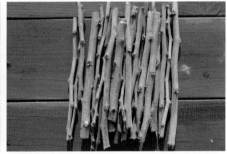
가시없는 가지

(2) 잎

잎은 호생으로 2~3개로 갈라지는 것과 가장자리가 밋밋한 결각형 및 계란

형인 난형이 있다. 갈라지는 잎은 둔두
원저이고, 가장자리가 밋밋한 것은 예두
이다.

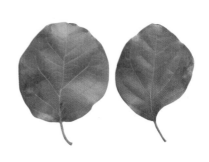

　길이 6~10cm, 너비 3~6cm로서 표면에
잔털이 있고, 뒷면에는 융모가 있다. 엽
병은 길이 15~25mm로서 털이 있다.

　잎은 생육장소가 비옥하면 감나무 잎보다 크고 결각도 적으나, 산비탈이나
바위틈의 척박지에서 자라는 것은 잎이 작고 결각이 심하고, 잎 끝이 꼬리처
럼 길게 뻗어난다.

(3) 꽃

　꽃이 피기 전까지는 암수를 구분할 수 없으나, 꽃이 피면 구분할 수 있다. 꽃
은 이가화로 5~6월에 잎겨드랑이에서 두상화서로 피고, 웅화서는 소화가 많
이 모여 달리고, 둥글며 황색이고, 지름 1cm 정도로
서 짧고, 연한 털이 밀포한 길이 10~12mm의
대가 있다.

　자화서는 지름 1.5cm 정도로서 타원형이
고, 수꽃은 3~5개의 화피열편과 4개의 수술
이 있고, 암꽃은 4개의 화피열편과 2개로 갈라
진 암술대가 있다.

(4) 열 매

열매는 취과로 둥글며 지름 2.5cm
정도의 육질이고, 10월에 적색으로 익
고, 수과는 길이 5mm 정도로 흑색이
고, 과육은 달고 생으로 먹을 수 있다.

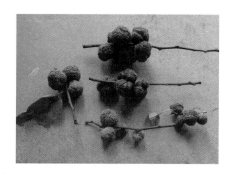

(5) 뿌 리

뿌리는 진황색을 띤다.

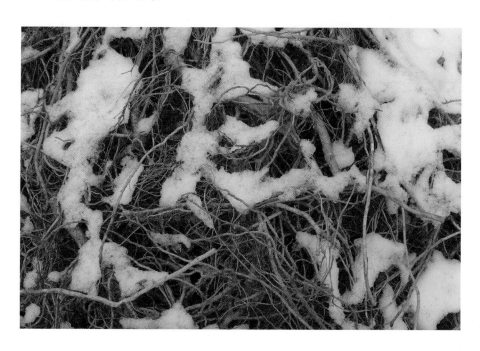

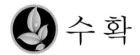 수 확

구분	시기	용도
잎	봄에 부드러운 잎을 채취한다.	나물, 차, 장아찌, 효소, 약재
열매	가을 10월경에 적색으로 익었을 때	식용, 술, 정과, 소스, 효소
가지	수시	차, 기름, 약재
뿌리	수시 또는 겨울	술, 기름, 약재

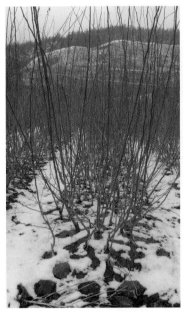

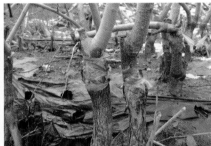

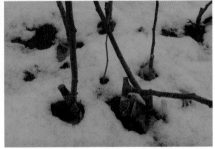

나무의 번식법

(1) 일반적인 나무 번식법

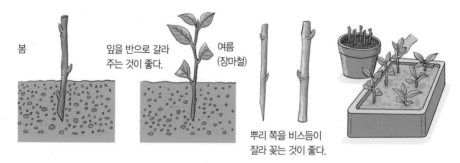

봄

잎을 반으로 갈라 주는 것이 좋다.

여름 (장마철)

뿌리 쪽을 비스듬이 잘라 꽂는 것이 좋다.

계절별 줄기꽂이 방법

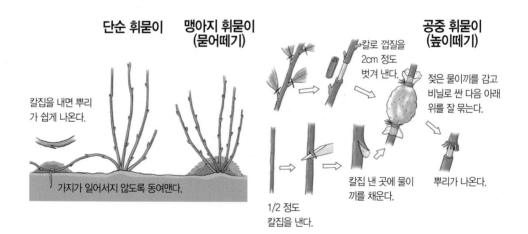

단순 휘묻이

맹아지 휘묻이 (묻어떼기)

공중 휘묻이 (높이떼기)

칼집을 내면 뿌리 가 쉽게 나온다.

가지가 일어서지 않도록 동여맨다.

칼로 껍질을 2cm 정도 벗겨 낸다.

젖은 물이끼를 감고 비닐로 싼 다음 아래 위를 잘 묶는다.

1/2 정도 칼집을 낸다.

칼집 낸 곳에 물이 끼를 채운다.

뿌리가 나온다.

구 분	방 법
종자번식	· 씨를 파종해 묘목을 한꺼번에 얻을 수 있다. · 시간이 많이 걸리고, 생육이 느린 단점이 있다. · 씨를 직법으로 뿌리거나 포토나 파종박스를 별도로 만든다.
접목 (접붙이기)	· 유전형질이 다른 대목과 접순을 접붙여 우량 품종을 얻기 위해 사용한다. · 실생으로는 얻을 수 없는 우량 품종을 얻을 수 있고, 꺾꽂이보다 생육이 빠르다. · 추위에 강한 대목에 양질의 과실을 얻을 수 있다.
삽목 (꺾꽂이)	· 어미나무와 성질이 같은 나무를 얻거나 실생묘보다 빨리 쓰기 위해 쓴다. · 꺾꽂이가 되는 나무를 사용한다. · 가지꽂이, 잎꽂이, 눈꽂이 등 여러 방법이 있다.
취목 (휘묻이)	· 식물의 일부를 어미그루에 달린 채 뿌리를 내리게 한 다음, 잘라내어 새로운 개체를 만든다. · 기존의 나뭇가지를 흙에 묻거나 가지의 껍질을 벗긴 뒤, 물이끼 등으로 덮어 뿌리를 내리게 한다.
줄기꽂이	· 건강한 나무의 작은 가지를 잘라서 늘리는 것으로 활동을 멈춘 때나 장마 때 진행한다. · 잎이 붙어 있으면 줄기 밑쪽에 붙은 잎을 잘라낸다. · 가지의 방향을 거꾸로 심으면 뿌리가 나지 않는다.
포기 나누기 (분주법)	· 뿌리가 발달한 완전한 식물체를 분리시킨다. · 뿌리를 손으로 뜯어 가르거나 가위로 잘라서 나눠 심는다.

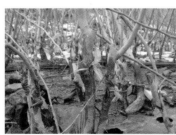 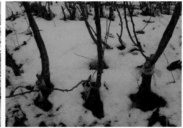

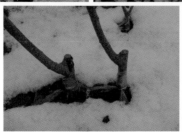

(2) 꾸지뽕나무 번식법

구 분	방 법
종자번식	· 가을 9~10월경에 적색의 열매를 따서 과육을 제거한 후, 그늘에서 건조시켜 냉장고 냉장실 저온에 보관한다. 이후 이듬 해 봄에 파종하여 발아시켜 재배하거나 키워서 접목용 대목으로 쓴다. · 물빠짐이 좋은 장소에 모래 5 대 종자 1로 혼합하여 묻어두고, 월동 후 이른 봄에 파종한다. 발아는 당년과 2년째 가을에 한다.
꺾꽂이	· 묵은 가지 : 봄에 물 오르기 전(3월 하순 경까지) 10mm 내외 길이 15cm 정도의 가지를 미리 준비한 발근촉진제(IBA 또는 NAA) 0.3% 용액에 3초 정도 담근 다음, 물기를 말리고 꺾꽂이한다. 30℃ 정도까지 높아질수록 발근이 잘 된다. · 새순 : 새순이 자라 어느 정도 굳어진 시기인 7월 중하순부터 8월 상중순에 한다. 새순에 8~9잎 이상 자란 가지를 잘라내어 4개만 남기고, 자른 다음 아래 부분의 잎 2개를 잘라낸다. 땅에서 150cm 정도 높이의 차광망을 설치한다. 토양은 배수가 잘 되는 사양토를 쓴다. 꺾꽂이 순을 심고 바로 비닐을 씌운다. 꺾꽂이 후 30~40일 정도 지나 싹이 자라 나오면 뿌리가 나고 활착이 된 것이다.
휘묻이	꾸지뽕나무의 밑 부분 가지를 흙에 묻어서 2~3년 정도 지나 부정근과 새 가지가 돋아나면 쓴다.
포기나누기	뿌리가 밑으로 뻗는 직근과 지표면으로 뻗는 횡근이 있는데, 주로 횡근이 부정근으로 잘 자라기 때문에 쓴다.
삽 목	봄에 새싹이 트기 전에 삽토를 잘 준비하여야 한다. 연필 굵기의 뿌리를 쓴다.
근 삽	봄에 뿌리를 파내어 10~15cm 길이로 잘라 심는 방법으로 뿌리에서 부정아가 생겨 새로운 포기를 형성한다. 근삽묘에서 여러 줄기가 생기면 그 중 강한 줄기 하나만을 남기고 나머지는 잘라 버려야 우량묘를 얻을 수 있다.

※ 주의사항

· 꾸지뽕나무 새순 삽목시 새순이 시들기 전에 삽목을 해야 하고, 뿌리가 날 때까지 신선하게 유지하는 것이 중요하다.

· 가능한 흐리거나 비 오는 날 채취 후 바로 꺾꽂이를 하는 것이 좋고, 터널 안에 충분한 수분을 공급한다.

(3) 번식법의 장단점

꾸지뽕나무의 번식법에는 종자를 파종하여 생산하는 방법인 실생법과 꺾꽂이를 이용하는 방법, 그 외 삽목, 휘묻이, 포기 나누기 등이 있다.

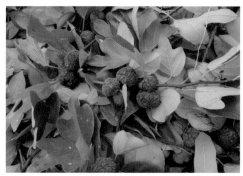

꺾꽂이 방법에는 전년에 자란 묵은 가지를 이용하는 방법과 새순을 삽목하는 방법이 있다.

종자를 파종하여 생산하는 실생법은 가장 간단하지만 시간이 많이 걸리고, 번식된 묘목의 특성이 모수(母樹)와 전부 달라지는 특성이 있다. 또한 묘목의 질이 떨어지고, 실온 발아가 잘 되지 않는 단점이 있다.

묵은 가지의 삽목법은 묘목의 질이 좋고, 모수와 같은 특성을 갖고 있어 암수나무를 구분하여 채취할 수 있는 장점이 있는 반면, 많은 삽수를 채취하기 어렵다.

새순 삽목법은 묵은 가지의 삽목법보다 많은 삽수를 채취할 수 있는 장점이 있지만, 단점으로는 뿌리가 날 때까지 잎이 떨어지지 않도록 해 주어야 한다. 또한 보다 세심한 관리가 요구된다.

🌿 병충해

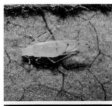

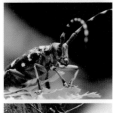

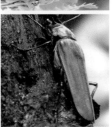

꾸지뽕나무는 다른 작목에 비해서 병충해에 강한 편이다.

간혹 진딧물 발생시와 하늘소가 수간을 뚫거나 노린재 종류가 잎에서 수액을 빨아 먹을 때는 즉시 방제약제를 살포해 주면 된다.

제초는 정식 후 2년까지는 나무 주변을 연 3~4회 베어 주면서 동화작용이 잘 되도록 도와주고, 그 후부터는 초생재배로 풀을 방치하거나 억제한다.

재배포장 정지 및 관리

　지구는 식물의 공(球)이고 사람은 식물 덕분에 살고 있다. 생활 속에서 늘 대하는 나무는 사람에게 생명이자 삶의 터전이다. 다양한 새가 서식하는 곳이 건강한 숲이다.

　현재 우리나라 국토에서 자생하는 나무는 1,000여 종에 이른다. 이 중 100여 종의 나무는 우리 생활 주변에서 쉽게 접할 수 있다. 하지만 늘 대하는 나무의 쓰임새나 효능, 사연에 대해 아는 사람은 드물다. 아는 것이 없으니 나무에 대한 관심도 적다.

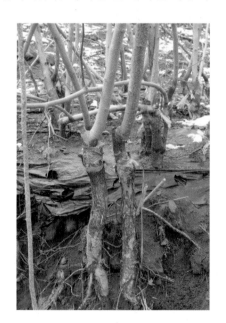

　산림의 경제 가치는 약 109조로 이제는 숲으로 돈을 버는 시대가 되었다. 70년 된 나무 한 그루의 경제적인 가치를 7천만 원으로 추정하는 이유는 산소 공급, 토양 유실 방지, 동물 먹이 제공, 사람에게 쉼터 제공 등의 유익을 주기 때문이다.

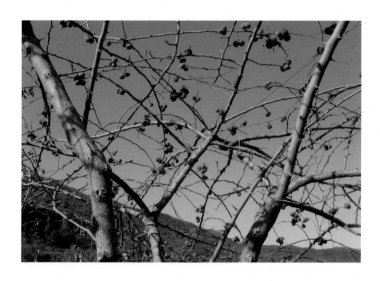

나무를 심는 것도 중요하지만 더욱 중요한 것은 관리이다. 식목(植木)보다 중요한 것이 양목(養木), 양림(養林)인 이유다.

그래서 꾸지뽕나무가 잘 자랄 수 있도록 좋은 환경을 만들어 주어야 한다. 우리가 쉽게 관여할 수 있는 부분인 흙을 잘 관리해야 한다. 포장 내 토양은 충분한 수분과 산소가 있어야 나무의 성장이 좋다.

배수로를 깊게 정지를 하는 토양정지와 산과 같은 경사지역은 관수가 잘 되도록 해야 한다. 배수로를 만들어 제초 매트를 깔아주면 풀이 자라기 못하기 때문에 일손이 줄어든다.

꾸지뽕나무는 고랑을 깊게 하고, 물이 잘 빠지게 하고, 통기가 잘 되도록 하는 것이 중요하다. 고랑을 넓게 하고 두둑을 높게 한다.

나무 종별 번식법(가나다 순)

수종	번식법
가래나무	가을에 열매를 따서 4~5일간 물에 담갔다가 모래와 혼합하여 노천매장 후 이듬 해 봄에 파종한다.
감나무	3월 하순~4월 초에 고욤나무로 접목한다.
개나리	분주, 삽목, 휘묻이
개오동나무	종자
겨우살이	새가 열매의 과육만을 먹고 씨를 배설하면 씨가 나무에 싹을 트는데 뿌리는 나무껍질을 뚫고 가지 속으로 들어가 번식한다.
고로쇠나무	10월에 종자를 채취하여 노천매장한 후 이듬해 파종, 2년 후 묘목을 산에 식재한다.
고욤나무	가을에 열매를 따서 갈색 씨를 이듬 해 봄에 파종한다.
골담초	근맹아, 새로 자란 가지를 삽목한다.
구기자나무	봄~여름까지 줄기를 20cm쯤 잘라 삽목 후 2주일이 지나 뿌리가 내리면 여름 동안 키워서 그 다음 해에 본밭에 옮겨 심는다.
누리장나무	가을에 잘 성숙된 종자를 채취하여 노천매장 후 이듬해 봄에 파종한다.
느릅나무	5월 중순 경에 잘 성숙된 종자를 채취하여 곧바로 파종한다.
느티나무	양질의 종자를 채종원에서 양묘하여 번식한다.
능소화	가을에 종자를 채취하여 그 다음해 봄에 파종한다.
다래나무	꺾꽂이, 포기 나누기
닥나무	꺾꽂이, 포기 나누기
단풍나무	가을에 종자를 채취하여 노천매장 후 파종한다.
담쟁이덩굴	씨, 꺾꽂이, 포기 나누기
대나무	지하경에 붙은 모죽으로 번식한다.
대추나무	3월 하순~4월 초에 멧대추나무를 대목으로 원하는 품종의 접수로 접목한다.

수 종	번식법
동백나무	동백새가 꽃가루받이를 도와주어야 한다. 씨, 꺾꽂이
두릅나무	씨, 꺾꽂이, 포기 나누기
등나무	80℃쯤 되는 물에 3~4분 처리하여 즉시 파종한다. 포기 나누기
때죽나무	종자를 채취하여 2년 동안 노천매장 후 번식한다.
마가목	가을에 종자를 따서 모래와 1:3의 비율로 섞어서 2년 동안 노천매장 후 파종하며, 2년쯤 묘포에서 길러서 옮겨 심는다.
매발톱	씨
매실나무	접붙이기
명자나무	가을에 종자를 채취하여 겨울에 습한 모래와 혼합하여 노천매장 후 봄에 파종한다. 삽목, 접목
모과나무	가을에 열매를 따서 씨앗을 채취하여 노천매장하여 이듬해 봄에 파종한다.
모 란	포기 나누기
목 련	가을에 열매를 따서 과육을 제거하고, 노천매장 후 이듬해 봄에 파종, 접목한다.
무궁화	종자, 삽목
무화과나무	줄기를 삽목
박태기나무	가을에 종자를 채취하여 그대로 파종, 젖은 모래와 섞어서 물이 잘 빠지는 곳에 노천매장 후 이듬해 봄에 파종, 포기 나누기한다.
반 송	가을에 솔방울을 따서 기건하여 겨우내 종이 봉투에 보관했다가 이듬해 봄에 파종한다.
밤나무	좋은 품종과 접목, 무성 번식
배나무	접붙이기
배롱나무	10월에 종자를 따서 노천매장 후 이듬해 봄에 파종, 삽목, 접목, 조직배양한다.
백 송	가을에 솔방울을 따서 기건하여 겨우내 종이 봉투에 보관했다가 이듬해 봄에 파종한다.
버드나무	씨, 꺾꽂이
벚나무	여름에 벚나무 종자를 채취하여 과육을 제거하고 건사 저장했다가 12월에 노천매장을 한 후에 이듬해 파종, 원하는 품종을 선택하여 접붙이기한다.

수 종	번식법
병꽃나무	9월에 종자를 채취하여 봄에 이끼 위에 파종, 봄부터 여름 사이에 나온 새순을 삽수한다.
보리수나무	가을에 종자를 채취하여 노천매장 후 이듬해 봄에 파종, 삽목한다.
복분자딸기	분주, 근맹아, 종자 파종, 무성 번식
복숭아나무	좋은 품종의 과일을 선택하여 접목한다.
뽕나무	씨, 꺾꽂이, 포기 나누기
사과나무	품질이 우수한 국광, 부사, 홍옥 등에 접붙이기한다.
사철나무	가을에 빨간 열매를 따서 3~5일 동안 물에 담가 두었다가 과피를 제거하고 젖은 모래와 1:1 비율로 혼합하여 노천매장 후 이듬해 봄에 파종하고 볏짚을 덮어 준다.
산돌배나무	접 목
산딸나무	씨
산사나무	종자를 가을에 채취하여 2년 동안 노천매장 후 파종, 분주로 번식한다.
산수유나무	종자를 따서 11월에 밭에 파종하여 1년이 지나면 싹이 나온다.
산초나무	가을에 붉은색에서 검은색으로 변하기 시작할 때 채취하여 종자 1에 모래 2를 혼합하여 노천매장 후 이듬해 파종, 접목한다.
살구나무	씨, 접붙이기
생강나무	9월에 열매를 채취하여 노천매장 후 봄에 파종한다.
석류나무	가을에 열매를 따서 씨앗에 붙어 있는 과육을 제거하여 젖은 모래와 1:1로 혼합하여 땅에 묻어 두었다가 이듬해 4월 초순경에 파종한다.
소나무	・ 소나무 뿌리에 흙을 감싸 돌림을 한다. ・ 소나무의 묘목은 가을에 솔방울을 따서 건조시키면 씨앗이 나온다. 겨우내 종이 봉투에 보관했다가 이듬해 봄에 뿌린다.
수 국	종자, 삽목
아까시나무	씨, 포기나무기, 꺾꽂이
앵도나무	종자, 삽목, 접목, 분주, 무성 번식
엄나무	가을에 종자를 채취하여 마르지 않은 상태에서 모래와 1:1로 섞어서 노천매장 후 이듬해 파종, 분주, 삽목한다.
오갈피나무	삽목, 포기 나누기

수 종	번식법
오동나무	종자, 꺾꽂이
오미자나무	가을에 종자를 따서 노천매장 후 이듬해 파종하면 열매가 늦게 열리는 단점이 있기 때문에 봄, 가을에 새끼를 친 포기를 나누어 줄기를 30~40cm 남기고 잘라서 심는다.
옻나무	열매가 두꺼워 물기 흡수를 못하기 때문에 인위적으로 얇게 갈아서 노천매장 후 파종하고 묘포에서 2년 정도 키워서 옮겨 심는다.
왕머루	씨, 휘묻이, 꺾꽂이
으름덩굴	가을에 벌어진 열매를 채취하여 까만 열매를 골라서 파종, 삽목, 분주 작업을 한다.
은행나무	삽목, 접목, 무성 번식
이팝나무	종자를 채취하여 두 해 동안 노천매장 후 파종한다.
자귀나무	9월 말경에 종자를 채취하여 기건 저장하였다가, 1개월 전에 노천매장하거나 습사 저장 후 파종한다.
자두나무	벚나무나 복숭아나무를 대목으로 하여 접목한다.
자목련	지난해에 자란 가지를 3월 중순경에 채취하여 삽목, 접목, 무성 증식한다.
자작나무	9월 말 경에 종자를 채취하여 기건 저장하였다가, 1개월 전에 노천매장하거나 습사 저장 후 파종한다.
잣나무	종 자
장 미	종자, 꺾꽂이
전나무	가을에 종자를 채취하여 젖은 모래와 1:1로 섞어서 땅에 묻어 두었다가 이듬해 파종한다.
조팝나무	가을에 종자를 채취하여 이끼 위에 파종, 분주, 삽목한다.
좀작살나무	가을에 열매를 채취하여 노천매장 후 이듬 해 봄에 파종, 삽목한다.
주 목	삽목, 조직배양, 종자를 채취하여 노천매장 후 2년 만에 발아한다.
죽 엽	씨, 포기 나누기
진달래	씨, 꺾꽂이, 포기 나누기
찔레꽃	씨, 꺾꽂이, 포기 나누기
차나무	씨, 꺾꽂이
참나무	가을에 도토리를 채취하여 즉시 건사 저장했다가 이듬해 파종한다.

수 종	번식법
철 쭉	가을에 잘 성숙된 종자를 채취하여 기건 저장하여 봄에 촉촉한 이끼 위에 씨를 뿌린다. 꺾꽂이, 분주
청미래덩굴	씨, 포기 나누기
초피나무	가을에 붉은색에서 검은색으로 변하기 시작할 때 채취하여 종자 1에 모래 2를 혼합하여 노천매장 후 이듬해 파종, 접목한다.
측백나무	가을에 종자를 채취하여 기건 저장을 하거나 노천매장 후 이듬해 봄에 파종, 7월 상순 경에 녹지를 잘라서 삽목한다.
칡	씨
탱자나무	가을에 열매를 따서 겨울 동안 노천매장 후 봄에 파종한다.
포도나무	휘묻이
해당화	씨, 꺾꽂이, 포기 나누기
향나무	종 자
호두나무	모수에 대한 유전력이 강해 종자 번식, 접목, 무성증식한다.
호랑가시나무	씨
화살나무	꺾꽂이

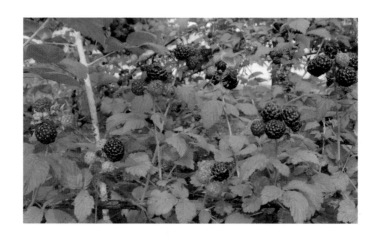

다시마 코팅쌀·꾸지뽕이 힐링푸드로

고성군이 지역 농특산물을 이용해 향토산업 육성을 위한 '힐링식품산업육성사업'을 추진하기로 했다.

고성군에 따르면 올해 총 사업비 12억3,000만원을 들여 친환경으로 재배한 유기농 쌀과 지역 농·특산물을 이용한 힐링 제품, 다시마 코팅쌀을 이용한 분말제품, 꾸지뽕을 이용한 건강·기능성 제품을 개발하기로 했다.

또 네트워크 구축 및 역량 강화를 위해 힐링식품산업육성사업단 통합 컨설팅, 생산애로기술 교육 및 역량강화 워크숍, 선진 가공식품산업 벤치마킹을 병행하기로 했다. 이어 홈페이지 구축과 온·오프라인 프로모션, 공동브랜드 포장디자인 개발, 신규 유통망 개척을 위한 유통 및 수출 활성화 사업 등 홍보 및 마케팅을 강화할 방침이다.

군은 2013년 (사)고성향토사업단(대표 : 함명식 군농업기술센터소장)을 설립하고, 오는 2015년까지 3년간 총 사업비 30억원을 들여 농·특산물을 이용한 기능성 제품 연구개발에 나서고 있다.

군은 지난해 4억 8,000만원을 들여 꾸지뽕 가공장비 및 공장보수 등 가공시설을 구축했다.

군 관계자는 "지역 농·특산품을 이용한 향토산업 육성을 위해 힐링식품을 집중적으로 개발하겠다."며 "산·학·연·관의 연계로 시너지 효과를 높이는 것은 물론 고성지역 농특산물의 브랜드 인지도 및 이미지 상승 효과도 기대된다."고 했다.

강원일보

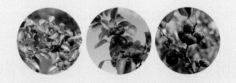

누구나 꾸지뽕나무를 활용할 수 있다

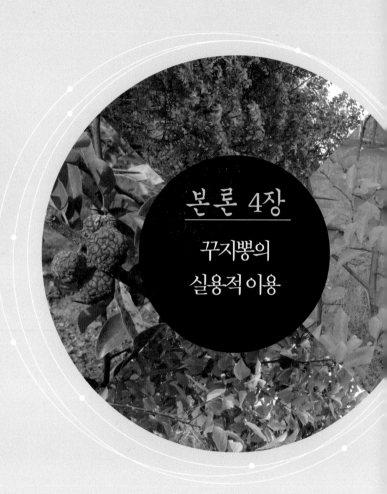

본론 4장

꾸지뽕의
실용적 이용

식용 및 약선

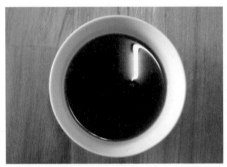 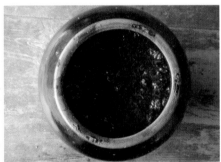

구 분	방 법
떡	잎을 갈아 쑥떡처럼 만든다.
밥	밥을 지을 때 성숙한 열매를 넣는다.
장아찌	잎을 따서 깻잎처럼 간장에 재어 한 달 후에 먹는다.
정 과	열매를 갈아 모양을 만든다.
튀 김	잎을 따서 밀가루에 버무려 기름에 튀긴다.
기 타	꾸지뽕을 달인 육수를 이용하여 다양한 식용이나 약선으로 먹는다.

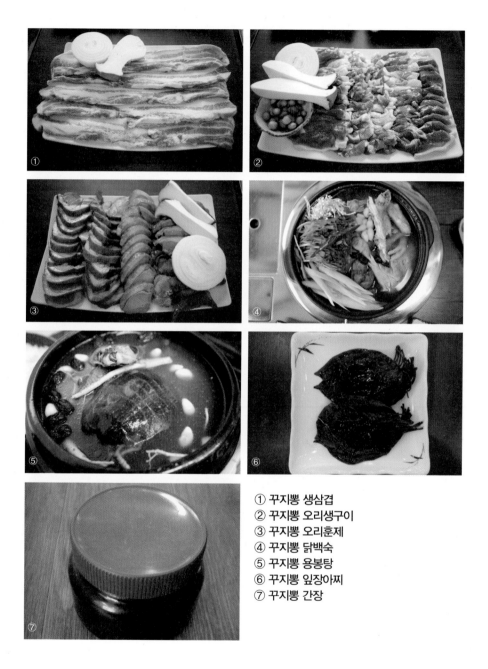

① 꾸지뽕 생삼겹
② 꾸지뽕 오리생구이
③ 꾸지뽕 오리훈제
④ 꾸지뽕 닭백숙
⑤ 꾸지뽕 용봉탕
⑥ 꾸지뽕 잎장아찌
⑦ 꾸지뽕 간장

신안꾸지뽕 포유넷,
꾸지뽕 김밥·음료 등 출시

(주) 포유넷(대표 정홍기)과 (주) 신안 꾸지뽕 농업법인(대표 장웅조)은 꾸지뽕 차, 꾸지뽕 김으로 만든 김밥, 꾸지뽕 음료 등을 출시할 예정이라고 17일 밝혔다.

신안에서 생산된 꾸지뽕은 세계 5대 항암치료제로도 잘 알려져 있으며, 당뇨와 혈압, 면역력이 기존 일반 뽕나무보다 효능이 탁월하다.

포유넷과 신안 꾸지뽕 농업법인은 꾸지뽕 차와 김밥 등의 시너지 효과를 극대화하기 위해 업무조인 및 상생협약을 체결했다.

현재 관공서와 병원·쇼핑몰 내 샵인 샵 매장 등 다수의 체인점을 운영하고 있는 포유넷의 복합매장을 최대한 활용한다는 전략이다.

(주) 신안 꾸지뽕 농업법인 장웅조 대표는 "꾸지뽕 차와 음료 개발을 계기로 다양한 고객의 수요층을 넓혀 나갈 것"이라며 "디저트 까페 이타르트를 운영하는 (주) 포유넷과 함께 차별화된 컨셉트와 마케팅 전략으로 시장을 확대해 나가겠다."고 밝혔다.

뉴시스

꾸지뽕 · 표고버섯 이용 식품개발
꾸지뽕 음료 · 표고버섯 편의 가공밥 등 힐링제품 5종

한국식품연구원(원장 박용곤) 융합기술연구단 박종대 박사 연구팀은 강원도 고성군 특산물인 꾸지뽕과 표고버섯을 이용해 꾸지뽕 코팅 쌀, 꾸지뽕 음료 2종, 표고버섯 가공제품 2종 등 고성 힐링식품 5종을 개발했다고 최근 밝혔다.

연구팀은 기존의 제조방법을 향상해 수세 및 취반 후에도 꾸지뽕의 기능이 유지되는 '꾸지뽕 코팅쌀'과 꾸지뽕 고유의 향미는 살리고 침전 생성은 억제한 한방음료 '프리미엄 진한 자연 꾸지뽕', 기호음료 'Very berry 꾸지뽕'을 선보였다.

새로운 표고버섯 가공제품인 '한입에 표고'는 표고버섯 표면의 탱탱함을 유지하며 표고버섯 갓 1개를 통째로 돼지고기와 피자 토핑으로 혼합한 프리미엄 제품이며, 즉석섭취가 가능한 스낵바 형태의 '표고 매직바' 가공밥은 건조된 쌀과 표고버섯 고유의 맛, 질감 등이 유지됨을 확인했다.

꾸지뽕과 표고버섯을 이용한 가공제품 개발 기술 연구결과는 국내특허 3건이 출원 완료됐다. 본 연구는 강원도 고성군 농 · 특산물을 특화하는데 의의가 있으며, 향토자원의 산업화에 기여할 수 있을 것으로 기대된다.

전업농신문

이용

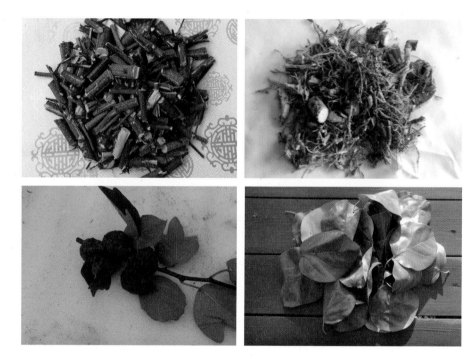

구분	방법
가 지	수시로 채취하여 적당한 크기로 잘라서 쓴다.
뿌 리	잎이 떨어진 이후 캐서 적당한 크기로 잘라서 쓴다.
열 매	가을에 성숙한 열매를 따서 바로 쓴다.
잎	봄에 부드러운 잎을 따서 말려서 쓴다.

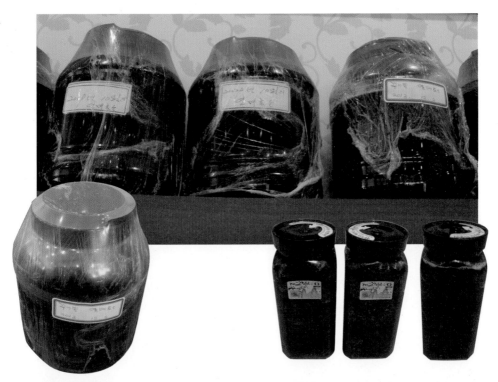

꾸지뽕 열매효소

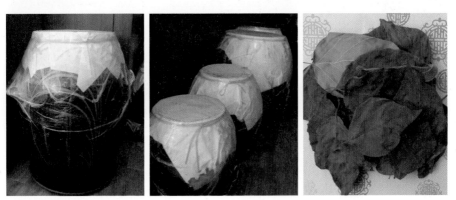

꾸지뽕 발효숙성효소

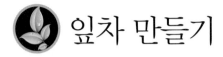 잎차 만들기

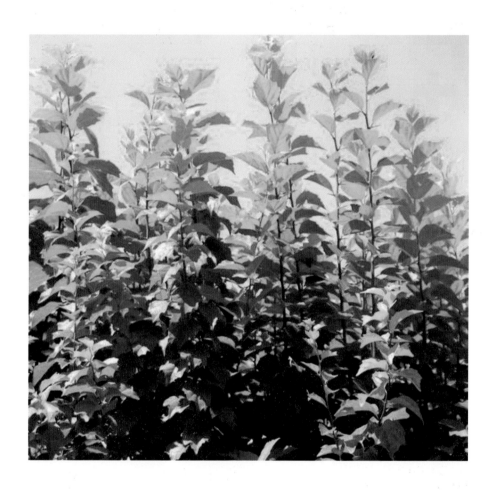

봄에 어린잎을 따서 가마솥에서 9번 데쳐서 그늘에 말려서 봉지나 용기에 넣고, 물에 넣어 끓여 먹거나 끓인 물에 넣어 우려내어 먹는다.

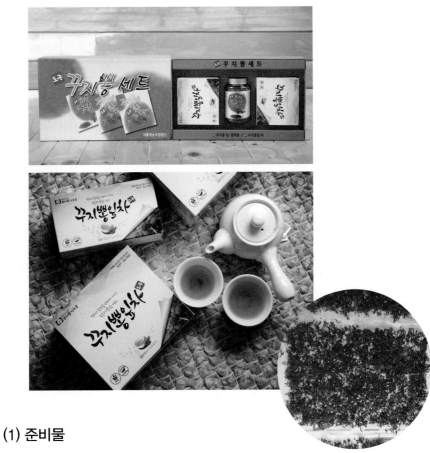

(1) 준비물

꾸지뽕 잎, 가마솥, 장갑, 돗자리, 봉지 또는 용기

(2) 음용 및 보관

· 음용하는 횟수는 제한이 없다.

· 냉장 보관한다.

· 2년이 경과하면 변질되기 때문에 신선할 때 마신다.

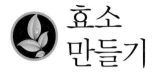

효소
만들기

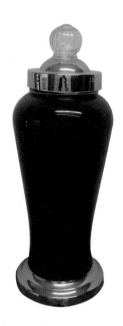

효소에는 식물이 가진 고유한 성분이 고스란히 들어 있다. 식물의 혈액이라고 할 수 있는 수액과 엽록소가 들어 있다. 효소는 세포 내외의 환경을 정화하고, 혈액으로부터 영양소를 세포로 흡수하도록 촉진시키고, 장내 환경을 깨끗하게 유지시켜 주는 작용을 한다.

몸 안에서 벌어지는 거의 모든 대사 활동에 관여하는 것이 단백질이다. 몸 안에서 음식 소화, 지방 분해, 영양 흡수, 세포 형성, 해독, 살균, 분해 배출 등에 효소가 사용된다.

발효는 산소를 이용하지 않고 미생물이나 균류를 이용해 사람에게 유익한 물질을 만들어 내는 과정으로 효소를 만들 때는 생것만 가능하고 최고 100일이 지나야 먹을 수 있다.

60년 전통을 자랑하는 일본의 만다 효소에 의하면 3년이 지나면서 다당류로 바뀌기 시작한다. 식물에 붙어 있는 야생 미생물들과 공기 중의 미생물들과 설탕에 들어 있는 효모와 미생물은 당을 먹이로 증식한다.

발효 기간 중에 이동을 하면 부글부글 끓면서 기포가 발생한다. 이 때 용기

158

의 뚜껑을 열면 액이 넘치는 것은 효소
가 되지 않은 상태이기 때문이다. 따라
서 일정기간 숙성을 해야 한다.

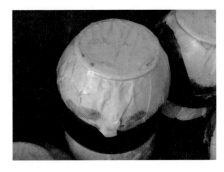

　꾸지뽕나무로 효소를 만들 때는 잎
은 봄에, 가지와 뿌리는 수시로 채취한
다. 열매는 가을에 빨갛게 익었을 때 따서 쓴다.

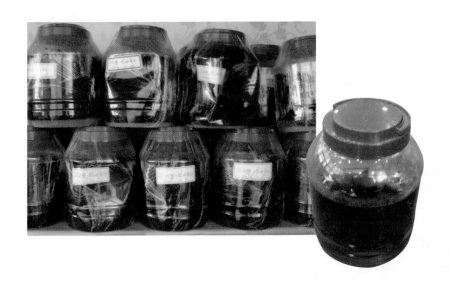

(1) 준비물
　꾸지뽕나무(잎, 열매, 가지, 뿌리), 설탕(유기농 구분 없이 사용 가능), 죽염(변질되
는 것을 방지), 대야, 항아리(투명 용기), 눌림 돌, 한지(비닐), 고무줄, 볼펜

(2) 시럽 만들기

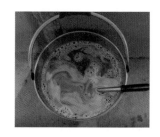

· 용기에 담은 물에 설탕을 50~60%를 넣고 5
  분 정도 저어 녹인다.
· 적절한 농도는 설탕을 녹였을 때 버큼(거품)
  이 2/3 정도가 좋다.

(3) 방 법

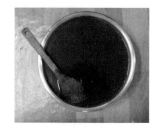

· 꾸지뽕나무 부위를 확보한다.
· 봄에 잎을 따서 물에 씻고 물기를 뺀 다음 항
  아리나 용기에 넣고, 시럽을 50% 붓고 밀봉하
  여 100일 이상 둔다.
· 수시로 가지를 채취하여 적당한 크기로 잘라 항아리나 용기에 넣고, 시
  럽을 다 붓고 밀봉하여 6개월 이상 둔다.

    · 가을 이후 뿌리를 캐서 물로 씻어 물기를 뺀 다음 적당한
      크기로 잘라 항아리나 용기에 넣고, 시럽을 다 붓고 밀봉
      하여 6개월 이상 둔다.
    · 가을에 빨갛게 익은 열매를 따서 항아리나 용기에 넣고,
      설탕을 70% 넣고, 밀봉하여 100일 이상 둔다.

(4) 음용 및 보관

음용하는 횟수는 제한이 없다. 공복에 음용하면 온 몸의 신진대사에 도움을
준다. 원액으로 음용할 때는 한 스푼 정도 먹어야 하고, 반드시 찬물에 희석해

서 먹는다.

효소는 1억분의 1mm 밖에 안 되는 단백질 알갱이로 1cc에는 수백만~수억 마리의 효모와 유산균이 들어 있다. 단백질은 상온에서는 활성력이 떨어지기 때문에 17~20℃ 내외의 저온냉장에 보관해야 한다.

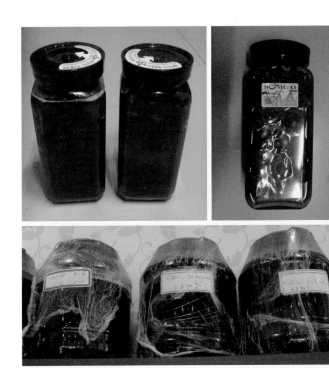

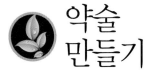 약술
만들기

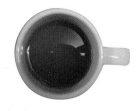

꾸지뽕나무의 열매, 가지, 뿌리로 술을 담글 수 있다.

(1) 담그는 법

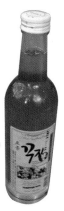

· 가을에 빨갛게 익은 열매를 따서 용기에 넣고, 19° 소주를 붓고,
밀봉하여 한 달 후에 먹는다.

· 가지와 뿌리는 수시로 채취하여 물로 씻고, 적당한 크기로 잘라
용기에 넣고, 19° 소주를 붓고 밀봉하여 3개월 후에 먹는다.

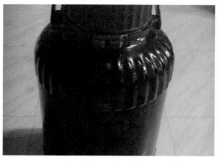
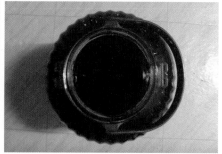

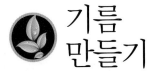 기름 만들기

(1) 준비물

2말 이상 들어가는 항아리 2개, 진흙(황토), 바람막이, 쌀겨볕짚 3가마니

(2) 방 법

- 항아리 1개를 목 부분만 남기고 땅 속에 파묻는다.
- 꾸지뽕나무 가지를 적당한 크기로 잘라 항아리에 가득 채운다.
- 항아리 입구를 삼베천으로 두세겹 덮은 다음 단단하게 묶는다.
- 꾸지뽕나무를 넣은 항아리를 땅 속에 묻은 항아리 위에 엎어 놓고 맞물린 후 진흙을 이겨 잘 봉한다.
- 위의 항아리에 굵은 새끼줄을 칭칭 감고, 진흙을 물로 이겨 3~5cm 정도 바른다.
- 항아리 위에 쌀겨 볏짚을 산더미처럼 붓는다.
- 불을 지피기 전에 바람막이를 설치한다.
- 100시간 이상 불을 지피고 가마를 식힌 후 땅 속에 묻은 항아리에 고여 있는 꾸지뽕 기름을 용기에 담아 저온 냉장보관을 한다.

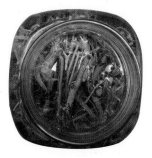

(3) 음용법

컵에 기름 1에 찬물 5를 희석해서 먹는다. 기름은 산
의 농도가 강해 원액을 먹으면 위장에 무리를 주기 때문
에 효소처럼 원액을 먹지 않도록 한다.

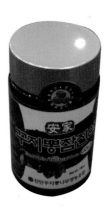

농가들에 신바람 넣는
신품종 '꾸지뽕'

**일반품종보다 평균 2배 큰 신품종 개
발 성공**

국내 최대 규모의 꾸지뽕나무 재배단
지를 운영 중인 함평꾸지뽕영농조합의
모창환 대표는 꾸지뽕의 산업화 전망을
긍정적으로 내다보면서도 꾸지뽕의 경쟁
력 확보를 위해서는 농가들과 업종관계
자들의 부단한 노력이 뒤따라야 함을, 특

히 묘목의 품종개발이 선행되어야 한다
고 말한다.

실제로 모창환 대표는 10여년전부터 1
세대 품종에서 우량 품종만을 엄선, 2세
대와 3세대를 거치며 우수한 품종 육종
에 매진해 마침내 품종 개발에 성공했다.
신품종 열매는 맛이 우수하며, 일반 품종
(16~30g)보다 평균 2배 정도(45~60g 이

상) 크다.

수차례의 시행 착오를 딛고 우량묘목 육종에 성공한 모 대표는 올해 신품종 묘목을 2,000~3,000본 식재할 계획이며, 내년에는 약 1만 본 정도로 식재를 늘릴 계획을 가지고 있다. 현재 함평꾸지뽕영농조합에 가입된 작목농가는 약 50여 가구, 내년에는 이보다 더 늘어날 전망이다.

"소비위축을 불러온 국내외 정세와 맞물려 농특산물들이 평년보다 판매가 줄어든 상황이지만 그래도 꾸지뽕 생과는 꾸준히 판매가 늘고 있습니다. 또 최근에 전국에서 신품종 묘목에 대한 문의전화가 많습니다. 향후 10년 이내에는 이번에 육종에 성공한 신품종만큼 우수한 품종을 개발하기가 실질적으로 어렵다는 인식들이 있기 때문에, 맛이 뛰어나고 일반 품종에 비해 2배 이상의 수확량을 가져다 줄 수 있는 이번 신품종에 대한 기대치가 굉장히 높게 나타나고 있는 상황입니다."

모창환 대표는 이어 "농림업의 대체작목으로서 각광받고 있는 꾸지뽕이 원료의 안정적인 수급을 이루기 위해서는 뇌세포

활성 및 항당뇨, 항산화 기능이 뛰어난 만큼 하루빨리 기능성 식품으로 인정받아야 합니다. 꾸지뽕 농가들 입장에서도 가장 급선무가 꾸지뽕의 기능성 식품화고, 현재 이와 관련한 국가 연구사업이 진행 중에 있습니다. 3년 이내에 꾸지뽕이 반드시 기능성 식품으로 인정받을 수 있도록 역량을 집중할 것"이라고 밝혔다.

한편 민간에서는 이미 오래전부터 부인병, 이뇨, 진해, 자궁암, 자궁근종, 각종 암, 당뇨병 및 신장 기능 강화에 특효약으로 쓰여 왔던 꾸지뽕은 근래 들어 열매뿐만 아니라 잎이 여러 성인병 예방에 효과가 있다는 사실이 방송과 지면을 통해 알려지면서 국민들 사이에서 인지도가 급상승하며 기대치를 높이고 있다.

뉴스1

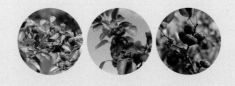

나무로 돈 버는 시대

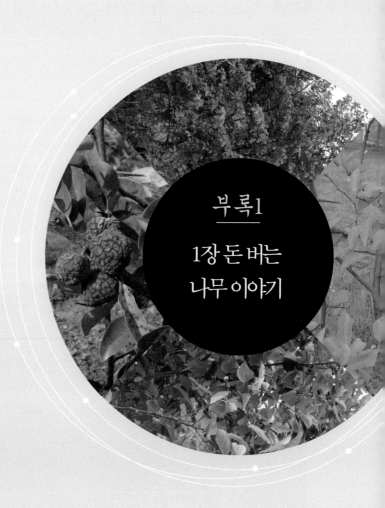

부록1

1장 돈 버는
나무 이야기

이제는 숲과 나무로 돈 버는 시대

생활 속에서 늘 대하는 나무가 돈이다.

나무 부자들이 하는 말로

나무는 거짓말을 안 한다.

국민 4명 중 한 명이 휴양림을 찾는 시대,

부(富)는 하루아침에 이루어지지 않듯이,

나무는 돈이다. 숲과 나무로 돈을 버는 시대다.

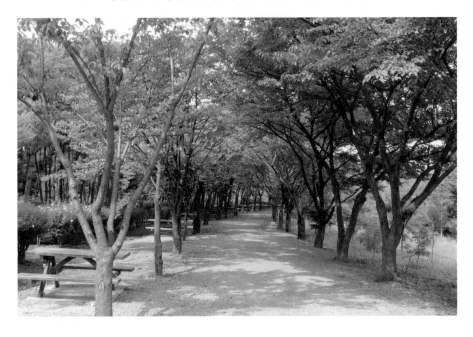

지금, 사람들은 인생의 총체적인 문제에는 관심이 없고, 너나없이 초고속 무선인터넷과 스마트폰으로 중무장하고 정보 사냥에 혈안이 되어 있다. 왜 사는가? 무엇을 위해, 어떻게 사는 것이 잘 사는 것일까? 내 인생을 바꾸는 행복으로 가는 모멘텀(Momentum)은 있는 것인가? 없는 것인가?

아무도 삶의 본질적이고 근본적인 문제에 대하여 스스로 질문을 하지 않는다. 그저 돈 잘 벌어 출세해서 부자로 사는 길을 찾기 위하여 분주한 삶을 하고 있다.

몸을 자동차 안에 싣고 시속 100km 이상 달리는 것이나 엉덩이 꽁지에 불이 난 것처럼 모두가 바쁘게 살고 있다.

현대인의 화두(話頭)는 건강과 행복이다. 사람들은 행복을 추구하면서도 무엇이 잘 사는 것일까? 이런 물음 앞에선 마음의 시계가 멈춰 있다. 과학의 발달로 인하여 생활이 점점 오프라인에서 온라인으로 이동하고 있다.

디지털 시대가 된 것도 큰 변화이고, 활동 무대가 과거에는 국내에 한정되어 있으나 이제는 외국과 교류하지 않고는 살 수 없는 시대가 되었다.

이러한 변화는 겉으로만 보면 물질과 기술이 크게 발전한 것 같고, 따라서 인간의 생활도 상당히 편리해진 것 같지만 꼭 그런 것만도 아니다.

우리의 삶이 원시인이나 고대인보다도 행복하다고 생각할지 모른다. 그러나 그것은 현대인으로서의 오만이다. 인간의 행복과 본질은 물질적, 기술적인 조건에 의해서만 결정되는 것이 아니기 때문이다.

지금, 우리는 급변하는 발전 속에서 두 가지 측면에서 큰 위기를 맞고 있다.

첫 번째는 우리 각자 마음의 위기이고, 두 번째는 우리 민족 전체 마음의 위기이다.

우리 각자는 지나친 물질의 삶과 과도한 생존경쟁의 상황에서 너무나 마음이 황폐되어 있고 따뜻한 인간성을 상실하고 있다. 이것이 우리 각자 마음의 위기이다.

아울러 소위 지구화 시대에 강력한 서양의 문화가 물밀듯이 들어와 우리의 전통을 깨트리고 있다. 이것이 우리 민족 전체의 마음의 위기다. 이러한 현재의 어려움들은 한마디로 정체성의 위기라고 말할 수 있다.

그렇다면 정체성이 흔들리는 이 시점에서 우리는 어떻게 해야만 되는 것인가? 길을 잃으면 처음 출발했던 곳으로 가서 길을 찾아보듯이 우리는 과거 선인(先人)들의 지혜와 자연의 오묘한 섭리에 몸과 마음을 돌려야 한다.

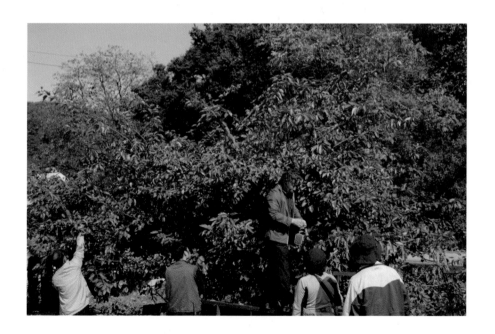

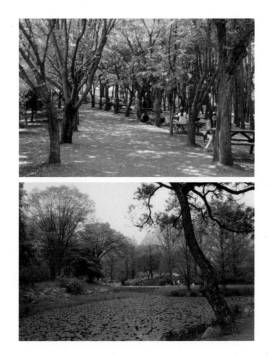

느림을 예찬하면서 과거를 돌아보고 우리 마음의 제자리를 확인할 때 우리는 현재의 불안한 삶에 대하여 종지부를 찍을 수 있다.

기상이변으로 해마다 사막이 늘어가고 눈앞의 이익을 위해 지구의 허파 역할을 하는 아마존 밀림은 해마다 파헤쳐지고 있다. 해마다 수십 건의 산불이 발생해 아까운 산림이 황폐화되었다.

우리나라는 산이 70%나 되는 산국이다. 산림 선진국인 독일 · 일본 · 캐나다 · 스위스 등은 산림 자원을 활용해 경제적인 부가가치는 물론 세상에서 무엇과도 바꿀 수 없는 건강과 국민의 삶의 질을 높이는 데 적극적으로 활용하고 있다.

산림의 경제적인 가치는 산사태나 홍수 방지, 토사 유출 방지, 대기 정화, 생물 보호, 경관 개선, 정수, 휴양 치유 등을 감안할 때 100조 원이 넘는다.

지난 반세기 동안 열심히 숲을 가꾼 결과 이제는 산을 통해 산림 혜택을 향유하는 시대가 되었다.

1973년부터 정부가 민둥산에 대대적으로 녹화사업을 벌인 결과 산림 축적량이 2010년 기준으로 헥타르(ha)당 125.6m²로 OECD 국가들 평균치보다 높아졌다. 서울은 도쿄(東京)나 뉴욕, 런던에 비해 도심 숲이 30~50% 밖에 조성되어 있지 못해 지금보다 2~3배 이상 나무를 더 심어야 한다.

국민의 건강과 직결되는 황사나 미세먼지, 심지어 방사능 등 환경적인 재앙을 예방하기 위해서라도 숲을 보호하고 도심에도 나무를 심어야 하지만, 날마다 산허리는 잘려나가고 그 위에 아파트를 짓고 있는 현실이다. 가히 아파트 공화국이 되어 버렸다.

독일은 1800년대 중반부터 숲과 산림지대 온천을 중심으로 질병 예방, 질병 치유 프로그램을 광범위하게 운영하고 있다.

일본은 2004년부터 '산림 총합 연구소'를 주축으로 숲의 건강, 생리적 효과에 대한 과학적인 산림 의학 연구를 지속적으로 하고 있고, 국가적인 프로젝트로 전국 48곳에 '산림 세러피 기지'를 조성하고, 숲길 트레킹, 산림 치유 프로그램을 진행하고 있다.

캐나다는 청소년들을 대상으로 생태 학습, 지역 역사 탐방, 산악 스포츠 등을 운영하고 있다.

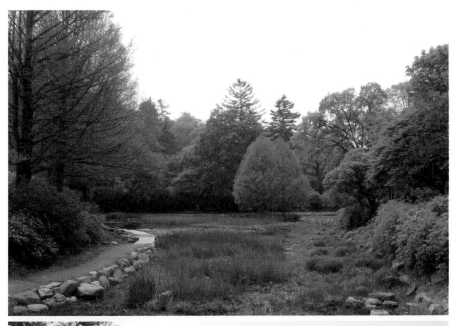

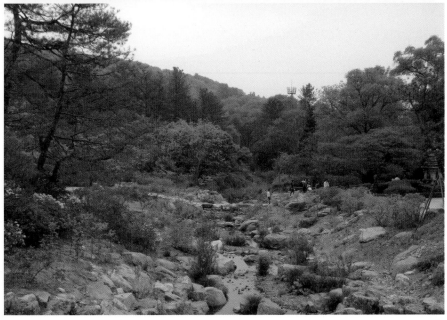

스위스는 '숲 단련 길' 500여 개를 운영하여 질병 예방에 효과를 높이고 있다. 우리나라는 2009년부터 산림청에서 '치유와 숲'을 통하여 산림 치유에 대한 교육을 하고 있다.

'힐링' 열풍에 힘입어 번잡한 삶에서 벗어나 마음의 여유를 찾고자 도시민들이 휴양림을 찾는다.

산림청 국립산림과학원 자료에 의하면 현재 우리나라의 자연휴양림은 산림청, 지자체, 개인이 156개가 있고, 2013년에 1,278만 167명이 방문할 정도다. 이는 국민 4명 중 한 명은 휴양림을 찾고 있다는 의미로 해마다 6월이면 휴양림 예약 전쟁이 벌어지고 있다.

사람은 식물 덕분에 살고 있다. 아파트를 지을 때 나무를 심는 녹지율을 갖추어야 한다. 나무 한 그루가 50년 동안 7,000천 원 정도의 경제적인 효과를 낸다고 한다. 또한 산소공급과 대기 오염 및 토양 유실 방지, 동물의 먹이 공급 등 유무형의 가치가 막대하다. 그리고 대단위 아파트나 전원주택을 지을 때 나무를 심는다.

또한 한 그루에 수천만 원이나 하는 조경수 나무시장이 뜨고 있다. 특용수(꾸지뽕), 조경수(벚나무), 유실수(과실나무), 상록수(전나무), 속성수(아카시아), 신품종(비타민나무) 등이 특수를 누리고 있다.

농사꾼들은 한결같이 "나무는 거짓말을 안 한다."고 말한다. 나무 시장은 무궁무진하다. 시대 흐름에 맞춰 인내심을 갖고 나무에 투자를 한다면 처음에는 작지만 시간이 흐를수록 무럭무럭 커지는 나무를 보면서 엄청난 만족감을 느낄 것이다.

나무를 재목으로 쓰기 위해서는 일정한 세월이 요구된다. 나무를 심고 하루아침에 횡재를 하는 것은 아니지만 매년 돈이 불어나는 수익구조를 가지고 있다. 주위에 나무를 심어 돈을 번 사람들이 많다.

지금까지 경제·환경 자원으로만 인식되어 왔던 숲과 나무를 문화와 복지 차원으로 승화시키는 것도 우리 국민의 책임이다. 보다 분명한 것은 우리는 숲과 나무는 돈이 되는 시대에 살고 있다는 사실이다.

한 해 100억 원의 예산을 들여 학교 담장을 숲으로 변모시키는 서울시를 비

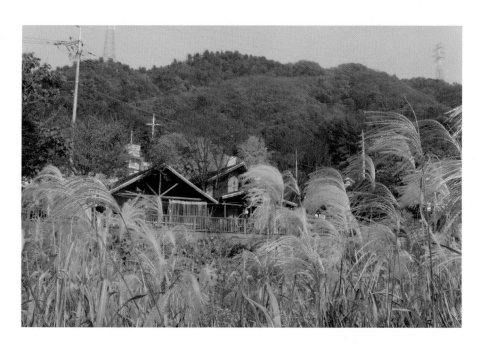

롯하여 전국 지자체에서 나무에 투자하고 있다. 조경공사사업 분야 1위가 삼성에버랜드이다.

삼성에버랜드는 이미 오래 전부터 나무의 가치를 알고 좋은 나무를 확보해 놓고 나무로 돈을 버는 회사이다.

유한킴벌리는 30년 동안 5,000천만 그루를 심어 민둥산을 메웠듯이 향후 10년 후에는 조경산업이 미래산업으로 부상할 것이라는 분석 보고서가 근래에 자주 나오고 있다.

나무에 투자하는 사람들은 문화유산으로 남겨질 자연의 소중한 가치를 안다. 미래를 내다보고 꾸준히 준비하는 사람을 당해 낼 재간이 없다.

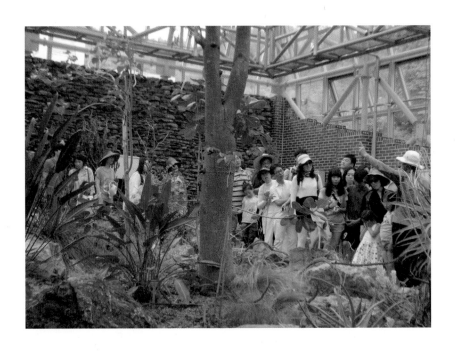

아파트와
식물

아파트 공화국에 사는 사람들,

산속 황토방에 사는 사람들,

알아야 할 게 있다.

사람은 식물을 떠나서 살 수 없는 존재다.

한국의 옛집과 꽃담이 그립다.

하늘을 소유하고 싶은가? 어림없다.

   필자는 전주에서 1971년에 시민아파트를 처음 구경했다. 서울 최초의 아파트는 1961년에 주택공사가 지은 마포아파트이다. 50년이 지난 지금 전체 가구의 70% 이상이 아파트에서 살고 있다.

   우리나라처럼 온통 아파트 일색인 나라는 세계 어디에도 없다. 농촌 허허벌판에까지 20~30층 아파트가 속속 들어서고 있는 중이다.

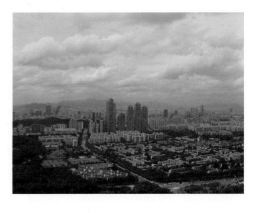

1970~1980년대 각박한 시절에는 아파트를 장만하며 성취감을

갖게 되었다. 한때는 부(富)의 상징으로 투기의 대상이었다. 인간 욕망의 바벨탑인 아파트 공화국의 미래는 상상만 해도 끔찍하다.

앞으로 한국에서는 개인 한옥이나 주택은 멸종할 수 밖에 없을 것으로 생각될 정도다. 도심에 빼곡히 들어선 아파트는 세월이 지나면 악(惡)의 축이 될 수 밖에 없다.

프랑스 지리학자 '발레리 줄레조'는 1990년에 서울에 왔다가 서울시 사방을 뒤덮은 아파트 단지를 보고 충격을 받은 후, 어떻게 아파트 단지가 양산될 수 있을까 하는 의문을 가지고 박사 논문의 주제로 삼기로 마음을 먹고 아파트 문제에 대한 도전을 했다.

그는 한국에서는 땅이 좁아서가 아니라 권위주의 정권이 중산층 지지를 얻으려고 아파트를 마구 지었다고 비판했다. 서울의 아파트 밀집을 연구하면서 서울은 앞으로 아파트 때문에 오래 지속될 수 없는 하루살이 도시라고 비꼬며 전망했다.

영국의 프리스틀리(Priestley J.)는 1772년경 식물이 광합성을 할 때 발생하는

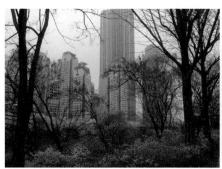 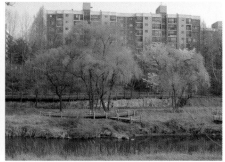

기체가 무엇인가를 알아보기 위해 생쥐와 녹색식물을 밀폐된 유리집 속에 넣고 실험을 했다. 유리집 속에 각각 생쥐나 녹색식물만 두면 죽었다. 그러나 동물과 식물이 함께 있으면 둘 다 살았다. 이 실험은 우리에게 많은 것을 가르쳐 준다.

요즘처럼 주거문화가 아파트인 것을 감안한다면 아파트 실내에 식물을 길러야 한다는 진리다. 사람은 식물을 떠나서 살 수 없는 존재다. 사람은 땅을 떠나서도 살 수 없다. 삶에서 음양(陰陽)의 균형이 깨지면 병에 걸린다.

아파트로 하늘을 가리려고 하고 있다. 이에 격분한 소설가 이외수는 춘천에서 화천으로 주거지를 옮기면서 하늘을 아파트로 가리려고 하는 사람들을 비판했다. 사람들은 환경 재앙에는 관심이 없고, 흙이라는 흙은 시멘트나 아스팔트로 가리고 있다.

최근에 신축하는 아파트는 30층이 넘고 있다. 과연 30층이 넘는 곳에서 생명이 정신적인 풍요로움과 육체적인 건강을 지킬 수 있을까? 나무가 최대로 자랄 수 있는 높이는 30미터 정도 된다.

고산지대나 히말라야 산처럼 높은 산에는 나무가 없다. 신(神)이 인간을 오래 멈추지 못하게 했다. 그래서 사진만 찍고 바로 하산한다. 그곳에서 숨을 쉬기도 어렵다는 것을 기억하라.

흙집에서는 오래 머무르고 싶지만, 아파트에서는 왠지 모르게 밖으로 나가고 싶은 것은 왜 그럴까? 몸의 고향이 흙이기 때문이다.

아파트 구조는 대체적으로 비슷하다. 한옥은 내부 구조를 보면 똑같은 집은 거의 없다. 아파트의 고층과 한옥의 단층의 차이는 흙을 접촉하며 사느냐의 차이이다.

한옥에서는 땅의 기운을 많이 받을 수 있지만, 아파트에서는 각종 유해물질을 피할 수 없다. 실내 공기 중의 휘발성 농도 증가는 소위 '새집 증후군'을 비롯하여 새로운 환경이 건강 문제로 최근 대두되고 있다.

전주 한옥마을, 서울 삼청동, 가회동 한옥마을, 안동 하회마을을 가면 왠지 마음이 넉넉함을 느낀다. 그러나 지금 우리나라는 아파트 공화국이란 오명에서 벗어날 수 없는 아파트 정글에서 살고 있다.

오늘도 판교·동탄 신도시를 비롯하여 신도시에 50층 가까운 아파트를 지어 하늘을 가리고 있는 중이다.

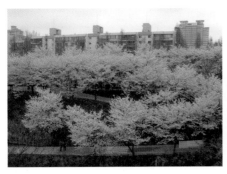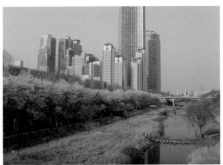

실내 건축의 재료를 나무로 사용하고 화분을 많이 키워야 한다. 왜냐하면 시멘트에서는 25년간 인체에 유해한 물질을 방출하기 때문이다.

그러나 목재에서 발생하는 향기는 인간에게 노출되면 삼림욕과 마찬가지로 심신을 이완시키는 진정효과를 준다. 또한 화분에서는 끊임없이 실내의 공기 오염을 정화시켜 준다.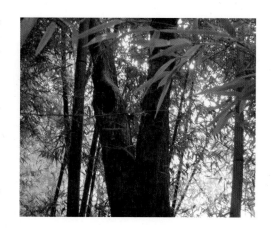

녹색식물의 엽록소(葉綠素)는 식물이 태양에너지를 받아들이는 역할을 하는데 산성화되는 몸을 알칼리성으로 바꿔 준다. 식물을 바라보고 있으면 통증이 줄어든다는 연구 결과는 실내에 화분을 놓아두면 공기오염이 크게 줄어드는 이치와 같다.

아파트 반대편에는 한옥이 있다. 최근 한옥과 관련된 책이 봇물을 이루고 있다. 흙으로 만든 물건을 선호하기 시작하더니 황토 찜질방을 비롯하여 온통 황토로 만든 물건들이 인기이다.

예전의 전통 한옥 안마당과 뒷마당에는 나무와 화초를 심어 대청마루의 시원한 추억을 갖고 있다. 오늘날의 아파트에서는 흙은 없고 사방이 시멘트뿐이다. 한국의 옛집과 꽃담이 그리운 이유다.

식물의 마음을 모르고 몸에 병 없기를 바라지 않길 바란다. 사람은 산소를 만들어 내지 못한다. 식물이 없으면 사람과 동물은 살아갈 수 없다.

도시생활이 다 그런 것은 아니지만 철저하게 생존논리에 의거한 개인주의에 뿌리를 내리고 있다고 생각한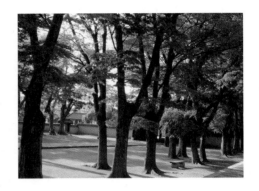
다. 전기, 수도, 가스가 안 나오면
생지옥이나 다를 바 없다.

　흙을 밟지 않고 사무실에서 하루
하루를 보내는 것은 놀라운 일이
아닐 수 없다. 온종일 컴퓨터 앞에
앉아 손가락과 머리를 굴리면서 살
아가는 일상을 보면 행복하고 건강한 삶이라고 할 수 없다.

　현대인의 주거 문화가 아파트로 급속히 바뀌고 있는 현실을 감안할 때, 숲
이 주는 메시지에 귀를 기울여야 한다.

　눈치 빠른 사람들은 아파트 생활을 청산하고 전원(田園)으로 들어가고 있다.
시골 산자락에 집을 짓고 나름대로 삶의 이유를 찾고 산다. 도시에 사는 사람
들에게는 꿈같은 이야기다.

　인간은 흙으로부터 필요한 에너지를 얻는다. 하늘에서 내리는 빗물은 먼저
땅에서 뿌리를 통해 흡수된 후 식물을 자라게 하여 영양분을 축적하게 한다.

　잎으로 햇빛을 열심히 받고 땅 속의 영양을 열심히 뿌리로 끌어올려 가을이
오면 열매를 맺게 하려는 나무를 보라. 사람은 각종 산물을 통해 생명을 유지
한다.

　땅과 식물은 그 자체가 진리(眞理)이자 자연의 섭리이다. 항상 때가 되면 그
자리에서 꽃과 신록을 피운다. 한옥에는 정원이 있고 꽃담이 있고 조상의 얼
이 담겨 있다. 필자가 전주 한옥 마을을 찾는 이유다.

숲과 나무의 즐거움

나무와 숲은 생명이 숨을 쉬는 삶의 터전이다.

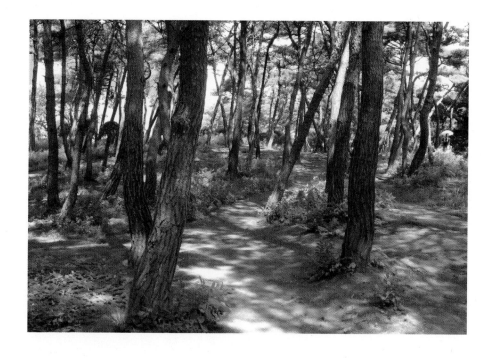

지구는 식물의 공(球)이고 사람은 식물 덕분에 살고 있다. 우리네 어린 시절 꽃과 나무를 벗삼아 동네 정자나무 아래서 시간 가는 줄 모르고 마음껏 뛰어 놀았다.

삶의 언저리에는 항상 나무가 있었고, 그런 나무는 우리의 삶에 희망과 위안을 주고 추억을 간직하게 한 우리들의 쉼터였다. 마을 어귀, 집 마당, 뒷동산에 말없이 서서 우리와 인고의 세월을 함께 해 온 나무를 우리는 기억한다.

숲은 아늑하고 넉넉한 느낌을 준다. 그런 숲이 우리들 마음 속에 푸르게 자란다면 각박한 세상이 아름다울까?

한 그루의 나무가 모여 숲을 이룬다. 나무마다 사람에게 도움과 기쁨을 주지만 숲이 우거지면 우리네 삶과 문화도 풍요롭고 싱그러워진다. 숲과 인간이 하나되는 싱그럽게 푸른 세상을 꿈꾸어야 너도나도 산다.

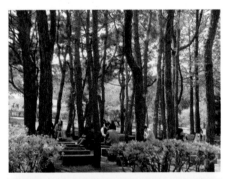

나무는 사람에게 삼림욕과 지친 몸을 치유해 주고, 목재뿐만 아니라 약도 된다. 우리는 오랜 세월 동안 삶 속에서 함께 하며 재미있는 얘기를 간직한 나무들을 만날 수 있다.

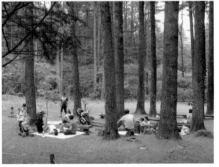

우리가 지금까지 몰랐던 숲과 나무에는 생활, 약용, 미관, 상징, 신화, 역사, 전설, 민담 등 삶이 고스란히 담겨 있다.

나무와 우리의 삶이 밀접한 만큼 장승, 솟대, 나무서방, 나무 시집 보내기,

윷놀이, 자치기 등 전래 민속과 풍습도 나무에서 비롯된 것들이 많고, 전래 민요나 민담, 설화 중에서도 나무가 많이 등장한다.

나무에 대해 잘 모르는 사람도 동네 어귀의 당산나무를 베면 화를 입는다는 말은 나무의 신성성이나 생김새, 효능 등에서 나온 것들이 많으며, 그만큼 우리의 삶과 밀접하다는 반증으로 봐야 한다.

지금부터라도 노자가 말한 "하늘과 땅은 사람의 것이 아니다."는 것과 남미 원주민인 인디언 '라칸톤'이 말한 "만약 식물이 없다면 우리 인간도 아무 것도 아니다."는 것과 "사람은 나무를 떠나서는 살 수 없는 존재"라는 것을 깨닫는 게 시급하다.

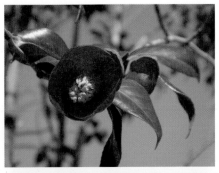

도심에서 찌든 삶을 치유하기 위해서는 숲으로 들어가야 살고, 숲과 나무를 통해 마음의 평안 속에서 건강을 회복할 수 있다.

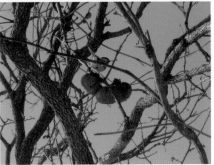

다양한 새가 서식하는 곳은 건강한 숲이다. 해마다 철따라 피는 꽃과 더불어 살면서 꽃 문화를 형성하고, 집안 정원이나 담에는 반드시 나무를 심었다.

오늘날에도 아파트에 나무를 심고 조경을 하듯이 나무마다 깃들어 있는 재미있는 스토리와 풍부한 지식을 얻는데 그치지 않고, 우리 조상의 유산인 숲과 나무와 자연에 대한 사랑으로 보전해야 한다.

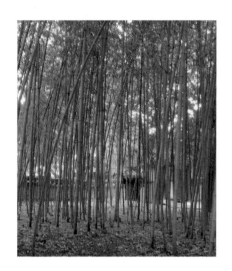

봄이면 찾아오던 황사가 시시때때 없이 겨울에도 미세먼지로 건강을 위협했듯이, 앞으로 환경적인 재앙을 사전에 예방하도록 자손에게 남길 유산은 산에 자생하는 숲과 나무를 보호하고, 도심에 나무를 심는 것이다.

휴식(休息)의 휴(休)자처럼 사람(人)이 나무(木)에 기대어 있어야 가능하듯이 지금부터라도 우리 조상의 고유 유산인 나무를 통해 지혜를 구해야 한다.

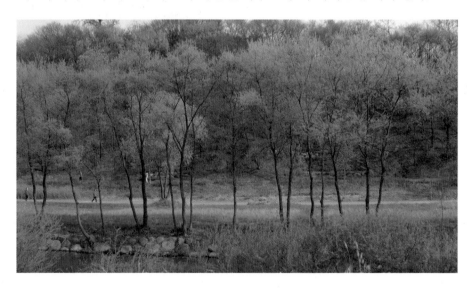

좋은 묘목 고르는 법

좋은 묘목은 잔뿌리가 많고, 가지가 사방으로 고루 뻗어 있으며, 겨울눈이 확실해야 한다. 또한 줄기가 곧고 색깔이 분명해야 하고, 지상부와 지하부가 균형있게 발달되고, 나무의 세력이 왕성해야 한다.

병충해를 입었거나 상처가 있는 것은 피하고, 뿌리나 줄기를 손톱이나 칼로 살짝 벗겼을 때 습기가 있고 윤기가 돌아야 한다.

접붙이기로 생산한 유실수는 품종계통이 확실하고 접목 부위가 단단하게 고정되어 있는 것이 좋고, 상록수는 짙푸르고 웃자라 있지 않는 것이 좋다.

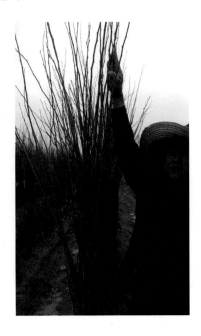

좋은 묘목(접목)은 대목이 정확한 품종이어야 한다. 접목 부위가 견고하게 붙어 있어야 한다. 뿌리의 발육이 양호하고, 잔뿌리가 많고 가지가 사방으로 고루 뻗어 있는게 좋다.

꽃나무의 경우 꽃봉오리가 뚜렷하고, 봉오리 수가 적게 달린 것이 병충해에 강하고 꽃을 잘 피울 수 있다. 상록수는 잎을 잘 봐야 한다. 잎이 웃자라지 않고 짙고 푸르며, 가지가 매끈하게 자란 것이 건강한 묘목이다.

꾸지뽕나무의 좋은 묘목의 크기는 직경 1.5m 정도로 세력이 좋은 묘종을 선택하여 가을에 심는다. 심을 때 밀식을 피하고, 심는 골은 최소 1.5m, 포기 거리는 1m 정도로 심고 수확할 수 있도록 한다.

인터넷에서 3년만에 꾸지뽕 열매가 열렸다고 하는 농민도 있지만, 꾸지뽕은 정식 후 7~10년 후에 대량 수확이 가능하다.

꾸지뽕 묘목 심는 절차

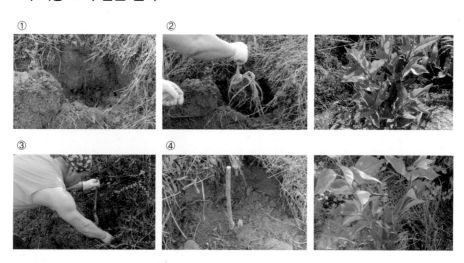

묘목시장 탐방하기

묘목을 살 때는 묘목시장을 방문하여 실체를 확인하는 것이 중요하다. 서울 시 양재동 묘목시장, 대구시 나무시장, 충북 옥천군 이원면 나무시장 등이 전 국의 묘목을 공급할 정도로 시장이 크다.

그 외 경기 과천시 묘목시장, 서울시 강동구 상일동과 경기 하남시 초이동 의 상일동 화훼단지, 충남 전의면 전의 묘목시장, 경남 경산 하양읍 환상리 경 산 묘목시장 등이 규모가 크다.

향후 나무시장의 동향 을 파악하고 잘 나가는 유 실수, 정원수, 과수, 조경 수의 수종이 뭔지 눈여겨 봐야 한다. 왜냐면 나무에 투자를 할 때는 소문만 믿 고 덜컹 나무를 매입하면 실패를 할 확률이 높기 때 문이다.

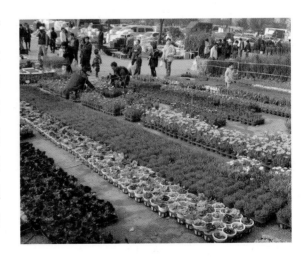

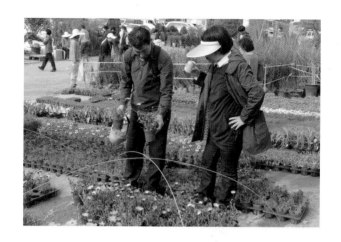

묘목은 1년생, 2년생, 3년생 등 다양하게 필요에 따라서는 시장의 흐름을 파악할 필요가 있다.

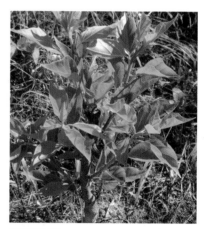

꾸지뽕묘목

나무는 묘목시장에만 있는 것이 아니기 때문에 실제로 본 나무가 오지 않고 다른 나무가 올 수 있기 때문에 꼭 확인을 해야 한다.

나무를 심는 방법 및 시기

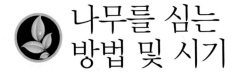

　나무를 심고 가꾸는 것은 이제 어느 나라나 환경 차원을 넘어 생존의 문제와 직결되는 만큼 나무를 심는 요령과 좋은 묘목을 고르는 법을 익혀야 한다. 그리고 식목의 중요성과 함께 심은 나무를 정성스럽게 관리하는 것이 더 절실하고 시급하다.

　산림청에서는 지구 온난화 등으로 2~3월 평균 기온이 상승해 나무 심는 시기를 앞당겨야 한다는 여론에 따라 3월부터 4월까지 2개월간을 식목기간으로 정했다.

구 분	지 역	시 기
남부	제주, 전남, 경남	3월 1일~4월 10일
중부	충북, 충남, 전북, 경북	3월 10일~4월 20일
북부	서울, 경기, 강원	3월 20일~4월 30일

　나무를 심을 때는 간격을 고려해야 한다. 나무를 심을 때 수목의 간격은 대체로 '수관고' 키가 주요 기준이 된다.

　나무가 작을 때는 어느 정도 밀집되게 심는 것이 경제성을 높일 수 있지만,

간격에 여유를 두지 않을 때는 위로 자라는 속성이 있기 때문에 낭패를 볼 수 있다.

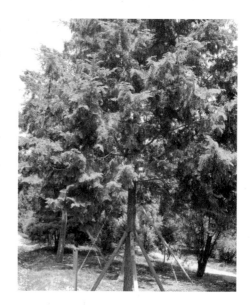

품종의 특성, 묘목의 크기, 성장하는 속도, 판매 시기에 따라 적합한 거리를 정해야 한다.

수 종	재배 년 수	간 격
느티나무	3~4년	3m
은행나무	3~4년	1~1.5m
벚나무	3년	1.5m
단풍나무	3~4년	1~1.5m
목 련	3~4년	1.2~1.5m
철 쭉	2~3년	30m
층층나무	3년	1.5m
서양측백나무	2년	60cm
향나무	점차 넓히기	4~5m
소나무	점차 넓히기	4~5m

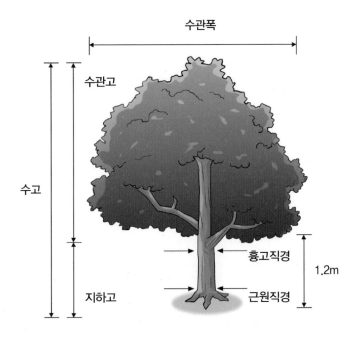

수관폭

수관고

수고

흉고직경

1.2m

지하고

근원직경

(1) 나무심기 주의 사항

· 나무를 심을 때는 미리 구덩이를 파서 흙을 햇볕에 말려주면 살균이 되
  어 병충해 예방에 도움이 된다. 구덩이의 크기는 심는 나무의 뿌리가 퍼
  져 있는 지름의 1.5배 이상이 적합하다.
· 구덩이에서 파낸 겉흙과 속흙은 따로 모아둔 다음, 나무를 심을 때 밑거
  름과 부드러운 겉흙을 5~6cm 정도 넣고, 뿌리를 잘 펴서 곧게 세운 뒤 겉
  흙과 속흙을 섞어 3분의 2 정도 채운다.
· 나무를 잡아당기면서 잘 밟아주고 물을 충분히 준 다음, 나머지 흙을 모
  아 주위 지면보다 약간 높게 채워 정리한다.

· 수분 증발을 막기 위해 짚이나 나뭇잎을 덮어주면 뿌리의 발육이 좋아진다. 그러나 지나치게 습한 것을 싫어하기 때문에 고랑을 깊게 파는 것은 물기가 잘 빠질 수 있도록 하기 위함이다.

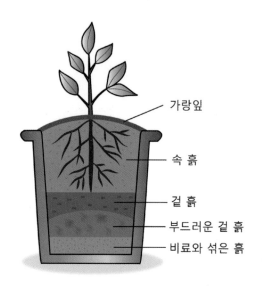

가랑잎
속 흙
겉 흙
부드러운 겉 흙
비료와 섞은 흙

(2) 구덩이 크기

· 작은 묘목 : 30×30cm
· 포플러류 : 40×70cm
· 오동나무 : 90×70cm
· 밤나무 : 90×90cm

좋은 나무 고르기

4월 5일은 식목일이다. 4월은 나무를 심기에 가장 좋은 달이다. 묘목시장에서 통상 3월과 9월에 거래가 가장 많다.

좋은 나무를 고르기 위해서는 발품을 팔아야 한다. 묘목이나 수목은 대개 생산지나 임시 식목장에서 구입을 할 수 있지만 수세와 수형에 따라 가격의 진폭이 크다. 인터넷 등 온라인으로 구입을 할 때는 신용이 있는 업자를 통해 구입하는 것이 안전하다.

주위의 잘 알고 있는 일반 생산 농가, 종묘상, 조경수 생산자 단체인 한국조경수협회를 통해 정보를 얻을 수 있다. 그러나 야생목은 수형이 일정치 않고 뿌리가 완전치 않고 가격이 천차만별이다.

뿌리 돌림이 잘 된 것은 육묘상에서 자란 것이 많기 때문에 믿을 수 있다. 그러나 생산지에서 소매 단계를 거치면 다소 가격이 비싼 편이다.

생산지를 방문하여 나무를 고를 때는 많은 나무 중에서 좋은 것을 고를 수 있지만, 대부분 도매 형태를 띄기 때문에 한두 그루만 사기는 어렵다. 묘목은 부피가 작아 수송비가 부담이 없지만 성목의 경우 수송비가 만만치 않다.

나무를 잘 키우는 방법

　식목보다 더 중요한 게 양목(養木)·양림(養林)이다. 식목의 중요성과 함께 심은 나무를 잘 가꾸는 것이 중요하다.

　우선 현장 경험이 풍부한 전문가, 조경가의 도움을 받으면 좋다. 나무도 사람과 마찬가지로 환경이 변하면 스트레스를 많이 받는다.

　나무가 한 곳에서 뿌리를 내리고 자라고 있는데 옮겨지면 나무 스스로 자연 환경을 극복해야 한다. 따라서 나무가 이식되었을 때 거부감이 없이 잘 자랄 수 있는 조건을 만들어 주는 것이 중요하다.

　나무에 맞는 토질이 중요하다. 간척지, 매립지, 유기물이 전혀 함유되지 않은 심토, 모래나 굵은 자갈이 많은 땅에서는 나무가 자라지 못하고 늙어버리는 노화 현상이 발생하기 때문에 식재될 땅에는 반드시 잘 썩은 퇴비를 넣어 주면 좋다.

　나무를 심기 전에는 개간을 하고, 거름을 준 후에 심는다. 좋은 나무를 키우기 위해서는 토양이 비옥한 경작지나, 경사가 완만하고 비교적 습윤한 동북향의 토양이 좋다.

제아무리 조경적 가치가 큰 수종이라 할지라도 이식력이 좋아야 하고, 활착력이 높아야 한다. 자생력이 강한 수종은 실패를 줄일 수 있다.

　시대에 따라 나무에 대한 수요 패턴도 다르다. 귀농·귀촌자는 돈이 되는 유실수(오미자, 꾸지뽕나무, 마가목), 대단위 아파트 단지는 꽃을 동시에 볼 수 있는 관상수(철쭉류, 개나리, 회양목, 산수유, 산딸나무), 조경수(소나무, 느티나무, 은행나무, 이팝나무), 신록수(단풍나무)를 선호하는 반면, 희귀하거나 특수한 수목만을 재배해 경쟁 없이 고소득을 올릴 수도 있다.

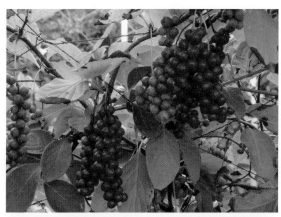

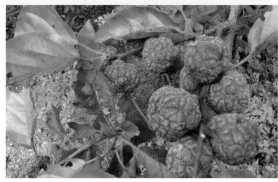

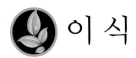 이 식

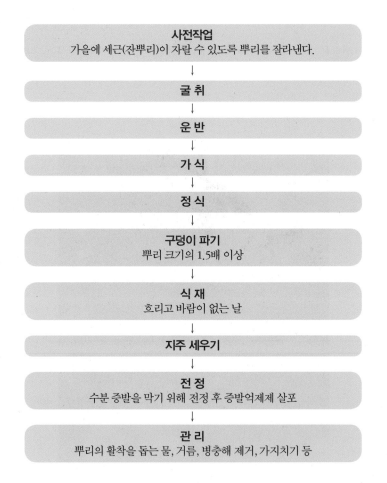

사전작업
가을에 세근(잔뿌리)이 자랄 수 있도록 뿌리를 잘라낸다.

↓

굴 취

↓

운 반

↓

가 식

↓

정 식

↓

구덩이 파기
뿌리 크기의 1.5배 이상

↓

식 재
흐리고 바람이 없는 날

↓

지주 세우기

↓

전 정
수분 증발을 막기 위해 전정 후 증발억제제 살포

↓

관 리
뿌리의 활착을 돕는 물, 거름, 병충해 제거, 가지치기 등

🌿 물주기

나무를 심은 후에는 물주기가 중요하다. 식물이 자라는데는 토양이 약간 젖어있는 것이 좋다. 나무를 심은 뒤 일정기간 동안 건조할 때는 시간을 갖고 천천히 주는 것이 좋다.

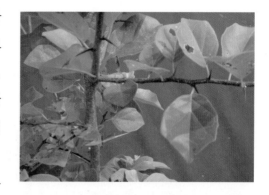

잎에 생기와 윤기가 없고 말라 들어갈 때가 물을 줘야 할 시기다. 물주기를 잘못할 경우에는 나무가 고사할 가능성이 많지만, 나무가 죽는 이유 중 다른 하나가 바로 과습이다.

물을 자주 주게 되면 식물 스스로 습도를 조절할 능력이 약해져서 뿌리가 썩어 죽는 경우가 많다. 물을 줄 때는 여러 번 자주 주는 것보다 한 번에 흠뻑 주는 것이 좋다.

나뭇잎의 수분 증발을 억제하기 위해서는 분무기의 노즐을 아주 가늘게 해서 잎부분에 뿌려 수막을 형성해 주면 좋다.

꾸지뽕나무는 고랑을 넓게 하고, 두둑을 높여 물이 잘 빠지게 하고, 통기가 잘 되도록 하는 게 중요하다. 그리고 나무 사이를 가까이 하고, 돌이 많은 장소나 밭둑이 좋다.

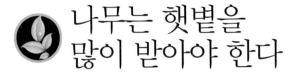

나무는 햇볕을
많이 받아야 한다

　나무 한 그루가 모여 숲이 된다. 같은 수종은 물론 다른 수종과 자랄 때는 햇볕을 잘 받기 위해 경쟁을 한다.

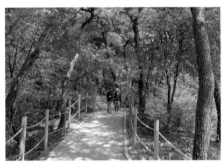 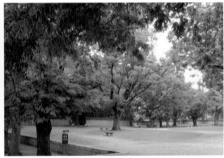

　나무를 빨리 잘 키우고 싶으면 햇볕을 많이 쬐어야 한다. 옆에 햇빛을 가리는 나무나 풀이 있으면 제거해 주어야 한다. 나무가 제대로 자라기 위해서는 햇볕과 가지치기가 중요하다.

　나무가 어느 정도 자라서 잔가지가 많이 생길 때 그대로 두면 제대로 자라지 못한다. 이 때는 가지치기를 해 주어야 한다.

나무 가지를 칠 때는 나무에서 조금 멀리 떨어진 곳에서 나무 전체를 보아야 가능하다. 가지들 전체가 두 손을 모아서 손가락을 위로 뻗는 것 같은 모양이 되도록 만드는 것이 중요하다.

꾸지뽕나무 역시 심는 장소, 간격, 햇볕을 얼마나 잘 받느냐에 따라 결정된다. 필자는 대나무 숲에서 자라는 꾸지뽕나무를 본 적이 있는 데 살기 위해 옆가지는 없고 대나무와 같이 경쟁하며 햇볕을 향해 자라고 있었다.

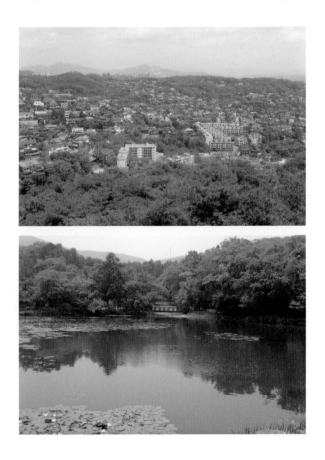

전정가위를 이용한 손질법

말라 죽은 가지를 쳐 내거나 잡초 등을 자르다 보면 전정가위를 쓸 때가 많다. 식물의 성장을 방해하는 덩굴을 자르기도 하고, 가지가 겹친 곳은 그 중 하나를 잘라서 모양을 정리할 때도 쓴다.

전정가위는 열매를 크게 맺히도록 하거나, 햇볕을 고루 쪼일 수 있도록, 또는 지나치게 자란 가지를 다듬을 때 사용한다.

보통 가위보다는 원예용 전정가위를 사용한다. 꾸지뽕나무 열매를 딸 때 흔히 끝이 뾰족한 전정가위를 사용한다.

가위는 힘으로 자르는 것이 아니다. 자루가 길어서 양손으로 잡을 수 있는 전정가위는 삐져 나온 어린 가지를 잘라서 나무 모양을 만들 때 사용한다. 또한 높은 가지를 자를 때 필요하다.

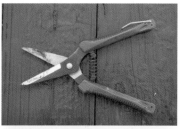

꾸지뽕나무는 수형을 잡아 주지 않으면 관리가 어렵기 때문에 지나치게 웃자라지 않도록 신경을 써야 한다.

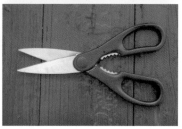

🌿 가지치기

나무는 사람이 손질을 안 해 주면 가지가 많이 생기고 뿌리 밑에서 가지가 나오기도 한다.

꾸지뽕나무는 꽃이 잘 피고 열매가 많이 열리며 또 나무의 크기를 조절하기 위해서 나뭇가지를 잘라 주어야 한다.

가지치기를 하는 이유는 가지가 너무 많으면 바람이 잘 통하지 않고 햇볕도 잘 들지 않기 때문이다.

가지치기를 할 때 나무 전체를 잘 보고 필요 없는 가지를 살핀 후에 먼저 시든 가지와 필요 이상으로 우거진 가지를 잘라 준다. 그리고 안쪽으로 뻗은 가지, 위로 쭉 뻗은 가지, 밑으로 향한 가지를 자른다.

그러나 두 손을 위로 벌린 가지는 남겨 두고, 가지가 겹쳐 있으면 하나를 잘라 준다. 가지의 끝 부분을 자를 때는 나무의 바깥쪽을 보고 있는 눈의 위를 자르는 것이 좋다.

가지치기를 할 때는 꽃이 상하지 않게 해야 한다. 꽃눈은 잎눈에 비해서 포동포동하고 움이 튼 꽃눈을 자르면 안 된다. 여름이 끝날 무렵이면 꽃눈이 움이 터 있다. 그래서 가지치기는 꽃이 핀 직후에 하는 것이 좋다.

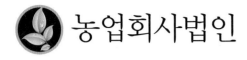 농업회사법인

  세상에서 모든 부는 하루 아침에 이루어지지 않는다. 미래를 보고 꾸준히 준비한 사람과 어느 한 분야에 미쳐 고수가 된 사람만이 꿈을 이룰 수 있다. 나무 부자들이 한결같이 하는 말이 있다. 나무는 거짓말을 안 한다는 것이다.

  나무사업은 혼자 하기 어렵다고 생각하는 사람들이 있다. 그저 평범한 사람들이 나무로 돈을 번 이유는 다양하다. 지금은 여러 조건이 안 좋아 혼자서는 힘들고, 지인들과 농업회사법인을 만들어 나무로 돈을 번다는 시대다.

  나무가 돈이 될까? 사람은 식물을 떠나서 살 수 없는 존재다. 식물 덕분에 살고 있다. 나무가 없는 곳을 상상해 보라! 사막, 빙하, 무인도에는 나무가 없기 때문에 사람이 살 수 없듯이 사람이 사는 곳에는 나무가 있어야 한다.

  '나무와 사람들' 농업회사법인을 운영하는 민ㅇㅇ씨는 어느 날 나무에 투자하면 돈이 된다는 정보를 듣고 혼자서 하기에는 부담이 되어 지인들과 나무사업에 대한 뜻을 모은 후, 5명이 2,000평 땅을 임차해서 벚나무와 느티나무를 심었고, 다음 해 1,500평을 임차해 산수유, 목련, 산딸나무 등 돈이 되는 나무를 심었다.

  좋은 목적으로 시작을 했지만 향후 이익 분배시 문제가 생길 수 있어 법인을 설립하였다.

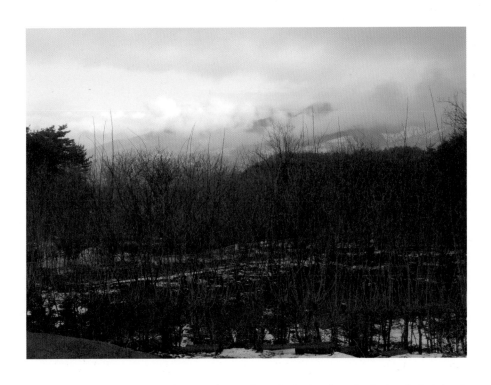

　기업적으로 농업을 경영하는 자, 농산물의 유통, 가공판매, 농업인의 농작업을 대행하려는 사람은 농업회사법인을 만들 수 있다.

　농업회사법인에는 다양한 세제 혜택 등이 있고, 농업소득에 대한 법인세 면제, 농업 외 소득에 대해서도 최초 소득이 발생한 연도와 그 다음 3년간 50% 법인세 감면, 8년 이상 계속 경작자가 농업법인에 양도 시 양도세 면제, 창업 후 영농에 사용하기 위해 2년 이내 취득한 부동산에 대해 취득세 면제, 농업소득에서 발생한 배당소득에 대한 소득세가 면제된다.

　또한 비료, 농약, 농업 기자재, 친환경 농자재에 대해서는 영세율을 적용받는다. 농업용 석유류를 구입 시에도 부가가치세가 감면된다.

농업인이 아닌 사람도 일정 비율의 범위 안에서 농업회사법인에 출자를 할 수 있기 때문에 자금 운영의 어려움을 극복할 수 있는 장점이 있다.

그 외 산림청(경영지원팀, 042-481-4190), 산림조합중앙회(신용사업부, 02-3434-7221), 국립 산림과학원(경제과, 02-3434-7209)을 통해 저금리로 융자를 받을 수 있다.

(1) 농업회사법인 체크 포인트

· 가장 중요한 것은 나무 농장 관리 능력이다.
· 몇 평에 어떤 나무를 몇 주나 심을 것인가?
· 나무 농장 규모는 200~400평이 적당하다.

(2) 농업회사법인 만들기

농업인이란? 현행 농지법은 농업인의 자격을 구체적으로 규정하고 있다. 아래의 사항에 해당되면 농지법상 농업인이다.
· 1천 제곱미터 이상(303평 이상)의 농지에서 농작물 또는 다년생 식물을 경작, 재배하거나 경영하는 사람

· 1년 중 90일 이상을 농업에 종사하는 사람
· 농지에 330제곱미터 이상(100평)의 고정식 온실, 버섯재배시 비닐하우스 등 농업생산에 필요한 시설을 설치하여 농작물 또는 다년생 식물을 경작 또는 재배하는 자
· 농업경영을 통한 농산물의 연간 판매액이 100만 원 이상인 자
· 영농법인의 농산물 출하-가공-수출 활동에 1년 이상 계속하여 고용된 사람

농업회사법인을 설립하기 위해서는 농업인이 한 명은 있어야 하고, 농산물의 생산자 단체의 발기에 이어 정관을 작성하고, 사원의 모집 및 명부의 작성, 설립년도의 사업계획, 주식의 납입과 현물출자의 이행 동의 절차를 거쳐 창립총회를 개최하여야 한다.

여기서 대표이사와 임원 등을 선출하고, 창립총회 의사록, 정관, 출자자산의 내역, 대표이사의 주민등록등본 등 서류를 갖춰 관할 등기소에 설립등기를 하면 된다. 이 과정에서 법무사의 도움을 받는 것이 좋다.

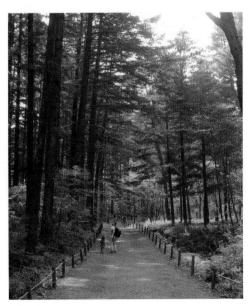

어느 땅에 심어야 하는가?

흔히 나무를 심기 위해서는 넓은 땅이 필요하다고 생각하기 쉽다. 자기 땅이 없어도 가능하고, 자투리 땅도 가능하고, 시골이 아니어도 된다.

임차든 매입이든 일단 땅을 구입하게 되면 그 땅의 크기에 따라 심을 나무를 선택하기 전에 어떤 유형의 나무를 식재할 것인지 계획을 세우는 것이 무엇보다 중요하다. 향후 수익이나 판매를 생각해서 관상수, 유실수 등으로 선택해야 한다.

투자를 목적으로 땅을 매입하면 실패로 끝날 수 있다. 단기 목적으로 땅을 구입하는 것은 좋지 않다. 나무사업을 하기 위해서는 직접 땅을 둘러보고 구입한 후에, 그 땅에 무슨 나무를 심을 것인지 생각해야 한다.

요즘은 나무를 심고 가꾸어 파는 것에서 한 단계 진화하여 산림테크로 확산되고 있다. 예를 들면 산림휴양, 숲치유, 경관치유, 자연체험 등이 대표적인 예이다.

208

나무도 주식과 같은 원리, 과잉 생산으로 헐값 된 수종 심어라

나무는 수요와 공급에 따라 가격 차이가 난다. 조경 공사에 쓸 나무는 한정돼 있는데 한때 인기가 좋은 나무라고 무작정 심어 놓으면 공급 과잉이 돼 헐값에 팔리거나 팔지 못하는 경우가 있고, 그 반대일 경우에는 품귀 현상을 보여 다른 종류의 나무보다 월등히 높은 값에 거래가 되곤 한다. 돈 되는 나무를 심기 위해 전망 있는 조경수에 대해 충분한 분석과 선택이 필요한 이유다.

2014년 기준으로 보면 같은 규격 나무 가운데 가장 비싸게 거래되는 나무가 이팝나무다. 왕벚나무는 일정한 가격대를 형성하고 있다.

반면 투자에 안전하다고 한 느티나무는 최근 값이 떨어졌다. 예전, 느티나무 인기가 좋을 때엔 사람들이 너도 나도 느티나무 묘목을 심었다. 그런데 이제 이 나무가 자라고 보니 느티나무를 기른 사람이 너무 많았다. 결국 과잉 공급으로 값이 내려갔다.

반대로 같은 시기에 이팝나무는 인기가 많지 않았다. 그래서 당시 묘목을 심은 사람도 상대적으로 적었는데 성목이 돼 팔 때가 되고 보니 이팝나무는 공급이 적었다. 값이 오를 수밖에 없다.

그렇기 때문에 나무는 멀리 앞을 내다보는 혜안을 가진 사람이 오래간다는 말이 있다. 베스트셀러보다는 스테디셀러에 눈을 돌리는 것이 안전한데, 그러한 측면에서 나무 재테크에 막 발을 디디려는 사람들에게 가장 무난한 수종은 가로수류다.

느티나무, 왕벚나무, 이팝나무, 메타세쿼이아, 대왕참나무 등과 같은 가로수류는 대중이 선호하는 수종이며, 적응력이 좋고 신도시, 도시정비, 혁신도시 등의 가로수로 대량 식재되기에 그 수요 또한 많다. 지름 3~4cm의 중간 묘를 식재해 재배하면 병충해에도 강하고, 적응력도 좋아 상대적으로 수월하게 생산할 수 있다는 장점이 있다.

하지만 재테크로 나무에 접근한다면 안전성만을 추구할 수는 없는 노릇이다.

주식시장에서 레버리지 효과라는 말이 있듯, 위험이 큰 만큼 고수익으로 연결되는 경우가 종종 있기 때문이다. 시장에서 성공하기 위해 남들이 거들떠보지 않는 종목을 발굴할 필요가 있다. 아파트 단지들의 차별화 전략에 따라 앞으로 예술성이 높은 조경수에 대한 수요는 계속적으로 늘어날 것으로 전망된다.

만약 산에서 40년, 50년 자란 소나무를 구해 어느 정도 조형을 해서 팔면 비싸게 팔린다. 이런 나무를 '특수목'이라고 하는데, 조달청에 나무 값이 공시되지 않는다. 결국 부르는 게 값이란 소리다.

이런 기준으로 나무를 선정한다 할지라도 전망 있는 조경수를 선정하기 위해서는 몇 가지 사항을 고려해야 한다. 국민 정서에 맞는 대중성이 큰 나무인지, 적응력이 좋은 향토성이 있는 자생 수종인지, 외래 수종이라도 국내 환경에 맞고 관상 가치가 뛰어난 것인지, 열악한 환경에서도 강하게 성장하는지 등이다.

박세범 트리디비 대표
한경 Business

포트폴리오에 '나무' 추가했더니······
"돈 벌기 위해 시작했지만 보고만 있어도 배가 부르다."

고진감래. 나무 재테크에 성공한 사람들에게 공통된 얘기다. 심어 놓고 물만 주면 자연이 '알아서' 키워주는 게 나무라고 생각하면 엄청난 착각. 금전적인 투자와 정성어린 손길, 그리고 이런저런 시행착오 속에서도 자식을 키우는 것 같은 마음으로 나무를 대해야 한다. 나무를 팔아 100배, 1,000배의 수익을 올린 이들이 적지 않지만 '100, 1,000'이라는 숫자만 보고 입문해서는 낭패 보기 쉬운 이유가 여기 있다.

자산 목록에 '나무'를 추가해 경제적 이득 그 이상의 것을 얻고 있는 이들을 만났다. '숫자'보다 그들의 '현장 스토리'에

귀 기울이면 나무 투자의 '길'이 보일 것이다.

얼마 전 한 증권사 프라이빗뱅킹(PB)센터에서 '대안 투자-나무 재테크' 세미나가 열렸다. 조경수의 가치와 농장 운영 전반에 대해 소개한 이 세미나에 많은 고객들이 몰려들었다. 주최 측 관계자는 "나무에 대한 자산가들의 뜨거운 관심을 확인했다."며 "은퇴를 앞둔 50, 60대뿐만 아니라 의외로 30~40대 전문직 종사자들도 적극적인 모습을 보여 적잖게 놀랐다."고 말했다.

요즘 부자들 사이에서 '나무'가 매력적인 투자처로 손꼽히고 있다. 나무 재테크란 작은 묘목을 구입해 어느 정도 성장시킨 뒤 팔거나, 이미 성장한 나무 중에서도 수형이 좋은 나무를 구입해 더 가치 있게 키운 다음 값을 올려 되파는 것을 통칭한다. 주식이나 펀드와 같은 금융상품 대신 나무에 투자해 수익을 올리는 개념이다.

'나무가 돈이 된다'는 것은 사실 어제오늘 얘기는 아니다. 1986년 아시안게임과 1988년 서울 올림픽, 2002년 월드컵 당시 조경수의 생산량 및 수요가 급작스럽게 증가하면서 '나무를 키워 팔아 강남에 빌딩을 샀다'는 사람들이 여럿 나왔다.

삼림청의 조경수 생산 현황 자료를 보면 조경수 생산은 2009년까지 수직 상승하다 건설 경기의 불황으로 인기가 꺾였다. 그러다 최근 부동산 경기 활성화 방안과 건설 경기에 활력을 불어넣으려는 정부의 의지가 1%대 초저금리 시대 개막과 맞물려 다시금 나무 심기에 대한 관심이 높아지고 있다.

〈중략〉

초저금리로 인해 사실상 투자의 맥이 끊어지고 부동산 역시 대안이 되지 않는 요즘 같은 상황에서 나무는 '힐링'과 '머니'를 함께 취할 수 있는 건강한 투자처라고 할 수 있다. 나무는 묘목을 심고 키워 팔기까지 짧게는 2~3년, 길게는 20~30년 이상 걸리는 중장기 투자다.

〈후략〉

귀농 후 나무
및 조경사업

최근 도시생활을 청산하고 제2의 삶을 찾아 귀농·귀촌하는 사람들이 늘고 있다. 농촌진흥청에서 발간한 자료를 통해 귀농과 귀촌에 성공한 사람과 실패한 사람들의 사례에서 보듯이 귀농·귀촌이 말처럼 쉽지 않다.

귀농을 하기 위해서는 철저한 계획과 준비가 필요하다. 농업기술원, 농업기

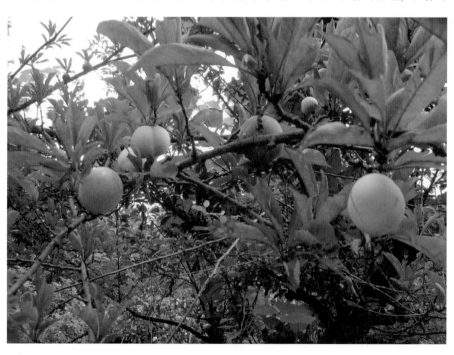

술센터, 지자체 등에서 교육을 받아야 하고, 인근 주말농장에서 땅을 임차하여 농사에 대한 적응을 하고, 계절마다 작물에 대한 경험을 해야 한다.

이후에 귀농학교를 다니면서 농사, 친환경 농법, 농업경제 등을 익혀야 한다. 귀농을 하는 대부분의 사람들은 도시에서 살았던 사람들이기 때문에 안정된 농업인으로 정착하기가 쉽지 않다.

기존의 농민과 관계를 잘 유지해야 하고, 혼자서 시골생활을 하거나 남편 혼자 농사를 짓는 경우 실패할 확률이 높다.

단순한 농사나 특정작물의 재배를 목적으로 하는 귀농이 아닌 나무를 식재하는 나무사업은 준비하는 시간이 많이 걸린다.

서울 강남에서 직장생활을 한 임지수씨는 전원생활의 삶을 꿈꾸며 늘 바쁘고 반복적인 일상에 지쳐 제2의 인생을 하기 위해 귀농을 결심하였다.

그래서 전 재산을 정리하여 전북 장수의 산자락에 2만평을 매입하여 귀농을 한 이후에 친환경적으로 농약, 세제 등을 사용하지 않고 계절별로 공급할 수 있는 유기농법으로 사과나무와 조경수인 느티나무 등을 식재하여 억대 매출을 올리고 있다.

조경수 사업은 시작하기에 앞서 반드시 현장 경험이 풍부한 조경사의 도움을 받아야 실패를 줄일 수 있다. 나무를 식재할 때는 충분한 준비 기간과 전문가의 조언을 구해야 한다.

나무 농장에도 전략과 전술이 필요하다

나무 농장을 하기 위해서는 식물의 특성, 토양, 번식, 방향, 성분, 마케팅 등에 대한 공부를 철저히 해야 한다. 무엇보다도 나무의 특성과 단기, 중기, 장기로 구분해서 판매 전략을 수립하고, 자기 분수에 맞는 자금과 투자 규모를 결정해야 한다.

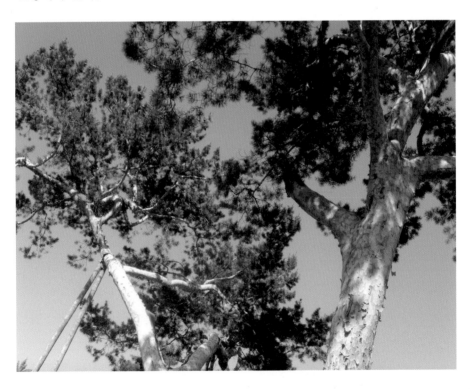

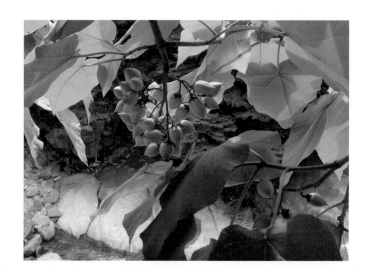

　나무를 식재한 후에는 손익분기점 설정, 단계별 투자 안배, 중 · 장기 수종 선택, 정책자금의 활용, 앞서 가는 사람들의 성공사례 연구, 농업경제와 법률, 품질보증 등에 대한 신뢰 확보 등이 치밀하게 이루어져야 한다.

　나무 시장은 크다. 정원수, 유실수, 조경수 등을 개인, 농장, 아파트 단지, 지자체 관공서, 회사에 어떻게 납품을 할 것인지 치밀하게 준비하고 신뢰를 확보해야 한다.

　예를 들면 서울시 도심에 식재된 암은행나무에서는 가을이면 은행 열매가 인도와 차도에 떨어져 악취를 내기 때문에 나무를 교체할 때, 학교 담장이나 인도에 나무를 심을 때 입찰하는 방법 등의 정보를 알아야 한다.

　즉, 나무의 가치를 알고, 좋은 나무를 확보해야 한다.

주말용 전원주택에 무슨 나무를 심을까?

　도시마다 녹지율이 있다. 도심의 도로변에 가로수가 없거나, 나무가 없는 아파트는 상상만 해도 끔직하다.

　서울의 녹지율은 런던이나 뉴욕에 비해 25%, 동경에 비해 50% 정도 밖에 안 된다. 문명이 발달한 선진국일수록 원예가 발달하고 나무시장의 소비량이 높다.

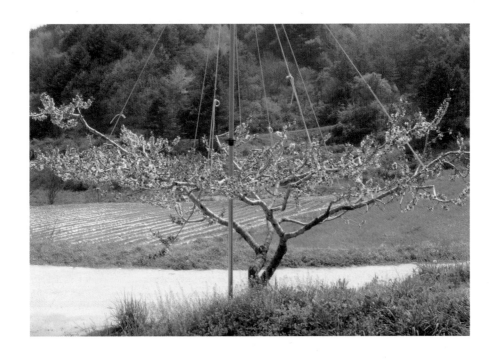

주중에는 도심에서 살고 주말에는 전원생활을 하는 사람들이 늘고 있다. 시간적·경제적으로 어느 정도 여유있는 사람들이 전원주택을 동경하고 있다.

필자의 친구인 황구연은 대구 보훈병원에서 치과에 근무하고, 주말에는 청도의 비슬산 기슭의 행복마을을 가꾸고 전원주택에서 살면서, 텃밭은 물론 주변에 유실수, 조경수 등 나무를 심었다.

서울 주변과 한강변에 300곳 이상이 전원주택이 있지만 소득이 올라갈수록 앞으로 더 고급화될 전망이다. 자연과 어울리는 주택도 중요하지만, 전원주택에 무슨 나무를 심을 것인가도 중요하다.

주택 주변에 심을 수 있는 유실수(산수유, 대추나무, 감나무, 포도나무, 매실나무, 마가목, 보리수나무 등)의 경우 주변 땅이 넓으면 장기적으로 나무사업도 가능하다.

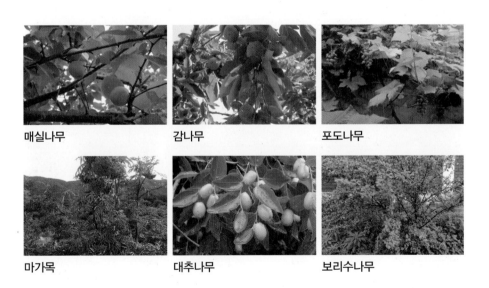

매실나무   감나무   포도나무

마가목   대추나무   보리수나무

나무는 양도소득세, 상속세, 주민세가 없다

　최근 의학의 급속한 발달로 인하여 100세 시대를 맞고 있지만, 수명만 늘고 건강은 받쳐 주지 않고 노후자금에 대한 걱정을 해야 하는 이상한 시대에 살고 있다.

　국가나 지자체는 세금으로 운영을 한다. 개인은 어느 분야든 세금에서 자유로울 수 없다. 우리나라 세법상 자식들에게 물려주는 재산의 상속과 증여는

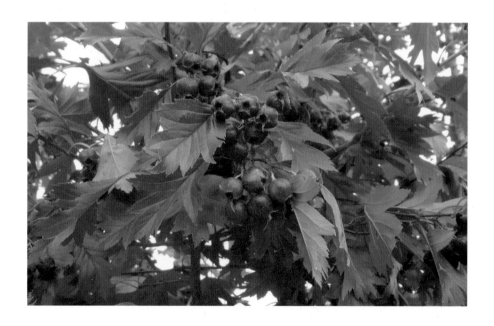

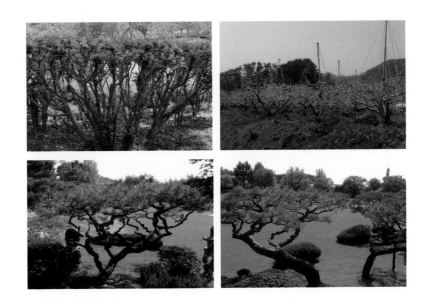

정해진 세금을 부과하게 된다.

최근 나무가 돈이 된다 하여 양도소득세·상속세·증여세가 없는 나무를 재산으로 물려주는 사람들이 늘고 있다.

경제적으로 여유가 있는 사람은 돈이 되는 나무를 심거나 확보해 두는 것이 좋다. 나무투자는 단기적인 것보다는 장기적으로 10년에서 20년이라는 긴 시간을 두고 전략을 세우는 것이 중요하다.

일평생 자식처럼 정성스럽게 키운 나무가 문화로 승화되고, 물려받은 자식은 그 후대에도 나무의 정신과 품성과 친환경적인 마음 등을 대물림해줄 수 있다.

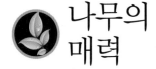

나무의 매력

흙탕물을 가라앉히려면 무조건 기다려야 하듯이 나무는 심고 최소한 5년 이상 되어야 열매를 따거나 재목으로 쓸 수 있기 때문에 기다리는 것이 중요하다. 나무를 심고 3년까지는 수익이 나지 않지만 이후부터는 수종에 따라 수익이 곱절로 불어난다.

2년까지는 하나의 줄기에 불과한 나무가 그 이후부터 새로운 가지가 나오고, 매년 새로운 가지가 나오고 성장을 한다. 5년 차에는 줄기와 가지에서 새로운 가지를 뻗어 기하급수적으로 불어난다.

주거 문화가 아파트로 급속히 바뀌고 있다. 명품 아파트는 상호가 아닌 산과 강, 조망이 좋고 나무가 많아야 한다. 잘 가꾸어진 아파트 조경은 아파트의 품격을 높여 주기 때문에 현재에도 나무에 수백억씩 투자하는 조경 전쟁이 진행 중이다.

100대 건설사들이 아파트 녹지에 많은 관심을 가지게 되는 이유는 입주자의 선호와 아파트 부지의 법정 조경비율이 30% 미만에서 최근 50%까지 늘어났기 때문이다. 전체 공사비 중 조경수 구입 비용이 2~3%를 차지할 정도로 늘어났다.

실제로 경기 화성 신도시 단지의 조경 비용이 100억 원이 넘고, 그루당 수천만 원짜리 소나무 몇 천 그루를 심기도 한다. 지름이 70cm 이상 되는 느티나무, 벚나무, 산수유, 이팝나무, 목련, 산딸나무 등을 주로 많이 심는다.

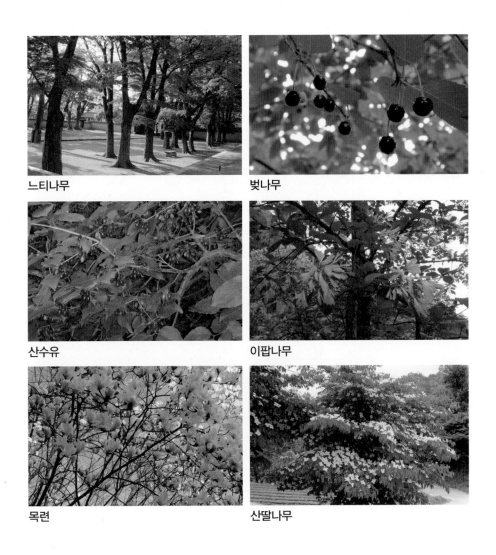

느티나무

벚나무

산수유

이팝나무

목련

산딸나무

나무 농사 시행착오 줄이는 법

나무는 심고 난 후에는 관리가 중요하다. 나무의 생리를 알고 나무 전문가의 조언을 받아야 한다. 소나무 에이즈나 재선충 같은 병에 걸리지 않도록 강한 생명력을 유지해 주는 것이 중요하다.

나무를 심고 기다릴 줄 알고 자연스럽게 키워야 한다. 단기, 중기, 장기 전략을 세운다. 가지치기는 수형과 통풍 위주에 따라 적절하게 해야 한다.

나무도 시대적인 취향과 유행을 타기 때문에 나무시장 정보를 알고 한 나무에 올인하지 말고 여러 수종을 심는 것이 좋다.

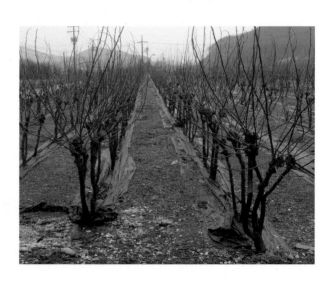

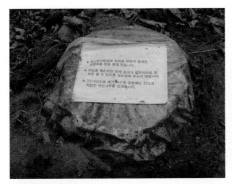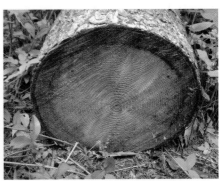

참나무 재선충

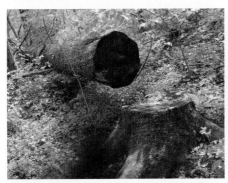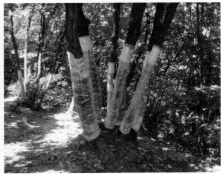

참나무 시듬병

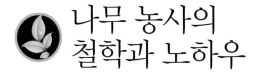

나무 농사의
철학과 노하우

　나무만큼 정직한 것이 없다. 나무는 자식을 키우는 마음으로 경영을 해야 성공할 수 있다. 묘목이 성장해 성목이 되는 과정을 보면 자식을 키우는 것과 같다.

　3년까지는 수익은 나지 않지만 그 고비를 잘 넘기게 되면 이후부터는 수익이 발생한다.

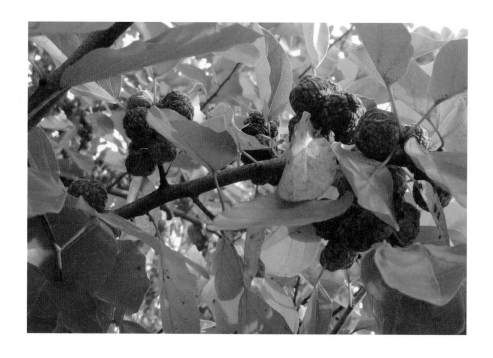

무엇보다 나무시장의 정보를 확보하고 고객과의 소통도 중요하다. 조달청에서 고시하는 가격, 한국조경수협회에서 정한 가격이 있기 때문에 조경수 가격이 편차가 심하지 않다.

나무를 구매하는 소비자의 조건과 잘 맞아야 한다. 삼성에버랜드가 조경사업 1위를 할 수 있었던 것은 좋은 나무를 확보하고 있기 때문이다. 나무가 돈이 되기 때문에 좋은 나무만을 구입하기 위해 전국을 샅샅이 뒤지는 사람들이 늘고 있다.

나무농사는 당장 가시적인 실익이 없기 때문에 처음에는 작게 시작해야 한다. 시장성이 좋은 나무를 심어야 한다.

예를 들면 120cm 정도의 느티나무의 묘목은 1,000원 정도에 구매할 수 있다. 100주를 산다고 가정할 때 10만 원이다. 8년을 기르면 팔 때 1주당 15만 원을 받을 수 있다. 계산을 해 보면 15만 원/주×100주=1,500만 원이다. 이런 계산법을 적용하면 느티나무 1개에 매년 1만 원씩의 수익을 안겨준다.

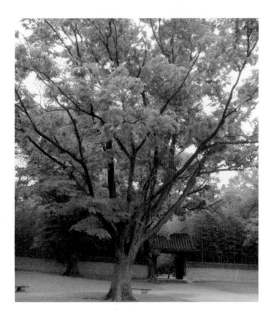

인터넷에는 무궁무진한 정보가 있다

요즘 우리는 급변하는 시대 속에서 살고 있다. 생활이 점점 오프라인에서 온라인으로 이동하고 있는 디지털 시대가 된 것도 큰 변화이고, 활동 무대가 과거에는 국내에 한정되었으나 이제는 외국과 교류하지 않고는 살 수 없는 시대가 되었다.

세상의 정보는 인터넷에 있다. 과거에는 조경산업과 나무 역시 예전에는 소수 사람들만이 알고 있던 정보를 독점하고, 그 정보에 의하여 부를 축적했다.

이제는 시대가 바뀌었다. 지자체를 감시하는 시민단체도 있고, 인터넷이라는 공간에서 나무를 직거래하는 사이트를 비롯하여 재배하는 방법 등을 가르쳐 주는 카페가 많이 있다.

우리나라 조경수 시장 규모는 한 해 약 5조 원이지만, 다른 상품에 비해 나무시장의 인터넷 거래량은 전체의 5% 정도에 불과한 것으로 추정하고 있다. 그 정도로 일반인들에겐 나무 거래 시장은 아직 활성화되어 있지 않다.

왜 그럴까? 나무는 현물을 보고 안 보고에 따라 차이가 많다. 따라서 반드시 현물을 보고 구입하는 습관을 들여야 한다.

또한 나라장터나 입찰사이트에 회원으로 가입하여 입찰 정보를 열람하도록 하고, 낙찰 예정가를 확인한다.

그 외 산림청, 농촌진흥청, 서울특별시, 광역시, 지자체, 국립산림과학원, 한국조경수협회, 농지은행 홈페이지를 자주 방문하여 조경수목을 쉽게 찾아보는 것도 좋다.

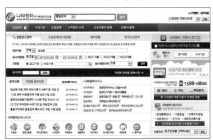
나라장터 홈페이지

산림청 홈페이지

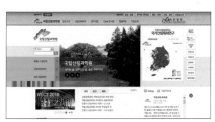
국립산림과학원 홈페이지

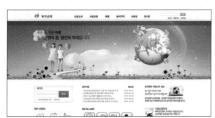
농지은행 홈페이지

유통을 알고 직거래하자

유통구조가 복잡할수록 수목의 품질이 저하될 수 있다. 조경수목 생산 단계에서 중간상인이 취하는 이익금이 통상적으로 30~50% 정도이다. 이들은 운반비를 줄이기 위하여 과다적재를 하기도 한다.

나무를 구입하고자 할 때는 농장주가 나무를 캐서 보내는 방법과 구매자가 직접 와서 캐가는 방법이 있다. 나무의 상태를 눈으로 직접 확인하고, 묘목을 구입할 때는 농장주로부터 직접 구입하는 것이 좋다.

대표적인 나무 직거래 사이트

구 분	홈페이지
트리디비	www.treedb.co.kr
엘티	http://cafe.naver.com/zmsrlf33349894545
조경커뮤니티	http://cafe.naver.com/teamsis

나무시장에서 쓰이는 조경 용어

(1) 목 대
산이나 농장에 심겨져 있는 나무의 가격

(2) 작상가
조경수를 굴취 작업한 후 운반을 위해 차에 싣기(상차)까지의 가격, 나무가격+굴취비용+싣기비용

(3) 도착도
조경수를 굴취 작업 후 싣기 비용과 목적지까지의 운반하는 가격

(4) 모 찌
산채송을 가식장으로 옮겨 심어 일정 기간이 지난 나무

(5) 밥
가지의 생김새로 가식 후에 가지에 붙은 잎들과 밀도를 이룰 때 쓰는 용어로 가지에 나 있는 잎들의 모양을 뜻한다.

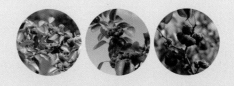

사람은 흙을 떠나서는 살 수 없는 존재

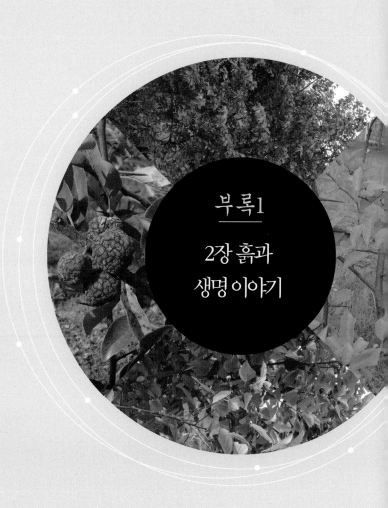

부록1

2장 흙과
생명 이야기

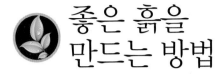

좋은 흙을 만드는 방법

바위가 부서져서 고운 흙이 된다. 우리가 사는 곳 주변의 흙이면 대개 어떤 식물이 잘 자라는지 봐야 한다. 지금 자라고 있는 식물을 보면 흙의 성질을 알 수 있다. 진달래나 쑥, 민들레가 잘 자라는 곳은 산성이 강한 흙, 냉이가 많은 곳은 중성에 가까운 흙이라 볼 수 있다.

수분과 공기가 적당히 포함된 흙이 좋다. 식물은 태양 에너지를 흡수하고, 뿌리에서 빨아들인 수분과 공기 중의 이산화탄소 등을 재료로 하여 영양분을 만든다. 식물은 사람들이 볼 수 없는 땅 속에 뿌리를 내려서 지탱하고, 땅 속에서 영양분을 흡수한다. 나무는 흡수한 수분과 영양분을 줄기를 통해서 땅 위의 잎으로 골고루 운반하는 기술을 가지고 있다.

그리고 더욱 신비한 것은 잎에 흡수된 공기 중 이산화탄소와 운반된 수분이 합쳐져서 녹말을 만들어 낸다.

자연에 맡겨 두면 기름진 땅이 된다. 낙엽을 먹는 지렁이, 여러 가지 미생물들이 땅덩어리를 잘게 부수는 일을 한다. 여러 생물들의 활동으로 흙에 빈 틈이 생겨 공기가 들어갈 자리를 만든다. 식물이 잘 자라는 좋은 흙에는 산소, 수분, 유기물 등이 들어 있다. 흙은 하나하나의 알갱이가 몇 개 모여서 단립 구조로 되어 있고, 부엽토가 식물에 가장 이상적이다.

토양의 종류

구 분	특 징
모 래	0.05~2mm 굵기로 양분이 거의 없다.
참 흙	모래와 찰흙이 반반씩 섞인 토양
찰 흙	논흙처럼 흑갈색의 기름진 흙
속 돌	화산 기슭에서 난 돌로 작은 구멍이 있다.
마사토	모래보다 굵은 알갱이 흙
토탄이끼	습지의 물이끼 등이 퇴적해 썩은 것
수 태	습지대에 사는 물이끼를 건조시킨 것
부엽토	낙엽을 쌓아 썩힌 것
버미큘라이트	운모의 파편이 모아진 질석이라는 돌을 780℃ 고온에서 살균한 것
펄라이트	진주암이라는 돌을 870℃에서 구운 것
배양토	여러 가지 재료를 적당히 배합한 원예 식물을 기르기 좋은 흙

자연 환경을
그대로 본받게 하라

  1962년 레이첼 카슨은 인간의 무분별한 살충제 살포로 인하여 새가 우는 소리를 들을 수 없게 된 것을 침묵의 봄으로 표현하고, 환경오염의 재앙을 경고한 이후 40년이 지난 지금도 새로운 형태의 침묵의 봄이 계속되고 있다.

  당시만 해도 기적의 화학물질이라는 찬사와 함께 마구잡이로 사용되던 각종 살충제, 제초제, 살균제들의 자연 생태계와 인체에 미치는 온갖 해악을 낱낱이 밝혀냄으로써 현대 과학문명이 환경오염과 환경훼손의 주범이 될 수 있다는 점을 전 세계에 주지시켰다.

  자연환경을 살리지 않으면 미래는 없다. 사람이 유독물질을 흡수한 물고기를 먹음으로써 이런 유독물질이 인간의 지방조직에 축적되는 것을 생체농축이라 한다.

  물고기는 PBDE를 흡수하여 지방 조직에 저장한다. 그리고 물고기를 먹는 인간에게 그 화학물질이 전달된다. 식물성 플랑크톤은 250배, 동물

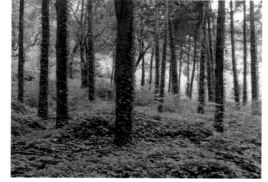

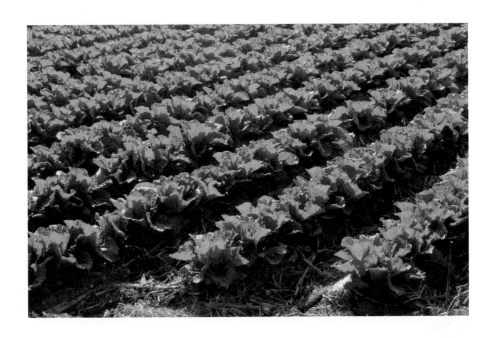

성 플랑크톤 500배, 갑각류 45,000배, 빙어 835,000배, 송어 2,500,000배, 재갈매기 25,000,000배처럼 먹이 사슬은 계속된다.

농약은 독극물이다. 사람이 병이 들면 약을 먹듯이 식물에 벌레를 제거하기 위해 농약을 뿌리면 벌레는 물론 땅 속을 기름지게 하는 생물까지 함께 죽게 된다.

《도둑 맞는 미래》라는 책에서 우리는 환경을 치료하지 않으면 미래가 없다고 단언했듯이 농약을 전혀 사용하지 않아도 잘 자라는 꾸지뽕나무나 오가피 등이 건강의 파수꾼이다.

몸과
흙과의 관계

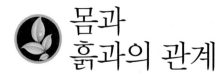

우리가 자라는 토지에서 자라는 작물을 먹어야 몸이 건강하다. 똑같은 씨앗을 뿌려도 자라는 땅에 따라 맛이 다르다. 흙에 따라서 수분과 영양분이 다르기 때문이다.

사람의 건강은 흙과 깊은 관계가 있다. 오늘날 교통이 발달하여 지방에서 나온 채소도 순식간에 전국으로 운반되고, 외국에서 들여온 농산물이 우리 식탁에 오르고 있다.

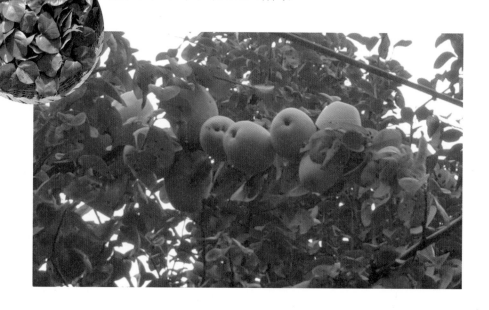

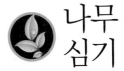

나무
심기

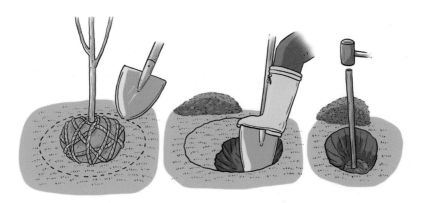

파낼 자리에 표시를 한다.

구덩이를 깊게 파고 버
팀목을 세운다.

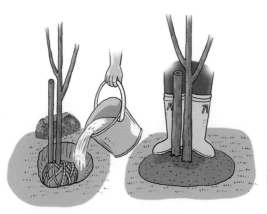
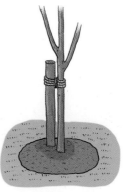

구덩이에 물을 넉넉
히 붓는다.

흙을 구덩이에 넣고 밟
아 다진다.

버팀목과 나무를 묶
어 준다.

꽃, 열매, 바람막이, 그늘, 울타리, 경관 등 나무를 심을 때는 목적이 있다. 햇볕을 좋아하는 나무가 있는가 하면 응달을 좋아하는 나무가 있듯이 특성을 알고 심어야 한다.

나무를 심을 때는 뿌리가 쉬는 시기를 골라 심는 것이 원칙이다. 가을부터 3월까지가 적기이다. 나무는 옮겨 심으면 약해지기 때문에 묘목이 충분히 들어가고 뿌리가 활동을 할 수 있도록 구덩이를 깊게 파야 한다.

구덩이에 퇴비를 넣고 흙으로 약간 덮은 다음 묘목을 세우고 파낸 흙으로 다시 덮고 물을 흠뻑 붓고 발로 밟아서 흙 속의 공기가 빠지도록 해야 한다.
그리고 바람에 흔들리지 않도록 버팀목을 세워 끈으로 묶어 준다. 조금만 신경 쓰고 관리를 해 준다면 나무가 지닌 강한 생명력으로 스스로 살아난다.

매실, 사과, 은행, 꾸지뽕나무, 배, 자두, 살구 등은 한 그루만 심으면 열매가 열리지 않기 때문에 두 그루 이상 품종이 다른 수종을 심어야 한다.

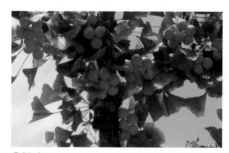
은행나무

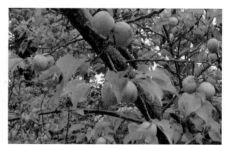
살구나무

유기농법

영국의 앨버트 하워드가 지은 《농업 성서》란 저서에서는 그가 1905년부터 약 30여 년을 인도에서 농민들과 함께 땅을 어떻게 비옥하게 만들었는지가 기록되어 있다.

하워드는 물이 잘 빠지고 흙 속의 통기가 잘 되는 땅에는 미생물의 활동이 왕성해 기름진다는 사실을 발견했다.

유기 농법은 잡초, 배설물, 퇴비 등을 흙과 함께 한 층 한 층 번갈아 쌓아 놓으면 박테리아가 번식하며 미생물의 활동으로 잘게 부서져 좋은 비료가 되는 원리이다. 사람들이 혐오스럽게 여기는 지렁이를 고대 이집트에서는 '흙을 비옥하게 한다' 하여 '신의 전령'으로 불렀다. 지렁이의 먹이는 야채 쓰레기, 낙엽 등 주로 식물성이며 유기물이 섞인 흙이나 찌꺼기도 먹는다.

지표에 떨어진 식물의 가지와 잎은 지렁이, 작은 동물들에 의해 잘게 부서지거나 곰팡이나 버섯, 세균에 의해 분해된다.

땅 속의 미생물이 잘 살기 위해서 퇴비를 통해 영양을 공급해 주는 것이 유기 농법이다. 사람들이 생명이나 다름이 없는 땅에 화학 비료를 퍼붓고, 그 식물을 먹음으로서 부작용이 얼마가 심각한지를 모르고 있다는 것에 경종을 울리고 싶다.

식물을 보면 토양을 알 수 있듯이 식물은 흙에서 양분을 흡수하며 산다. 식물이 잘 자라기 위해서는 땅이 건강해야 한다. 최근 사람들은 농약을 하지 않는 유기농 무농약 인증을 받은 농산물을 선호하고 있다.

유기물이 많이 함유된 토양에서는 미생물에 의해 식물의 성장과 발육에 좋은 영양을 미치는 비타민 B군이 만들어진다.
토양 속의 유기물과 퇴비는 식물의 뿌리의 성장을 돕는다. 자연의 리듬을 깨트리지 않으려는 노력이 있어야 너도 살고 나도 산다.

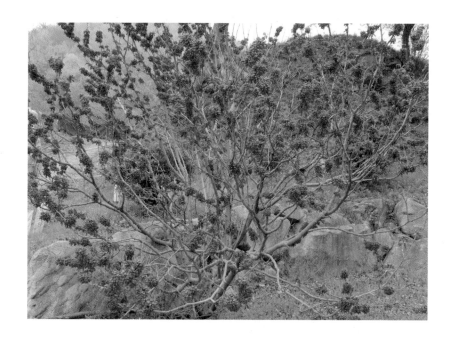

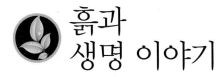

흙과
생명 이야기

물, 공기, 흙은 생명의 근원

사람은 흙을 떠나서는 살 수 없는 존재이다. 생명의 원천은 흙이다. 사람들은 흔한 공기, 물, 흙에 대한 고마움을 잊고 살고 있지만, 인류의 진화와 문명의 역사는 모두 흙 속에서 시작되었고 흙으로 돌아갔다. 모든 생물은 흙 위나 흙 속에 있지 않으면 살 수가 없다.

지구에 존재하는 식물은 흙 속에 뿌리를 내리고 양분과 수분을 흡수하며 산다. 흙이 건강하지 못하면 환경 변화가 일어나 생존을 위협받게 된다.

아파트 공화국에 사는 우리들이 원시인이나 고대인보다도 행복하다고 하는 것은 흙에 대한 교만이다. 역사적으로 세계 문명의 흥망성쇠는 흙과 깊은 관계를 가지고 있다.

그리스인의 몰락은 토양 자원의 고갈과 생태계의 파괴가 원인이었고, 로마는 염분 축적으로 인한 토양의 노화에 의해서였고, 미노와 시리아 문명은 토양 침식으로 인해 붕괴되었다.

서울을 비롯해 도심마다 흙으로 지어진 집이 아닌 아파트에 살고 있다. 아파트 공화국에서 살면서 마음만은 시골을 동경하면서 흙을 아스팔트로, 보도를 블록으로 덮고, 학교 운동장마저도 인조잔디로 덮는 이상한 세상에 살고 있으면서 건강을 유지하고 있다는 것은 기적이다.

사람은 흙을 밟아야 건강하다. 흙 속에 수많은 생물과 미생물이 살고 있지만 눈에 보이는 것만 관심이 있을 뿐이다. 흙 속에는 수많은 작물의 씨앗과 뿌리가 있고 미생물의 선충이 끊임없이 살아가고 있다.

흙이 되기 위해서는 오랜 세월 동안 풍화과정을 거치면서 그들 알갱이 속에 공간이 생기고 그 공간에 공기와 물이 들어가야 한다.

시멘트나 아스팔트에 나무를 심을 수 없다. 흙은 농사만 짓는 것이 아니다. 의료에 없어서는 안 되는 항생물질을 만드는 것은 미생물이다.

흙으로 의약품인 항생제, 황토방, 어린이 놀이 재료, 도자기나 항아리를 만든다. 점토로 립스틱을 만들고, 여성 미용에 좋다 하여 황토사우나, 베이비 파우더, 미용 팩, 염색 등에 흙이 사용되고 있다.

높은 산일수록 물이 풍부하듯이 흙 속에 모인 수분이 다시 대기로 올라가 비로 대지를 적신다. 흙에서 방출되는 이산화탄소의 양은 끊임없이 변하고 있다.

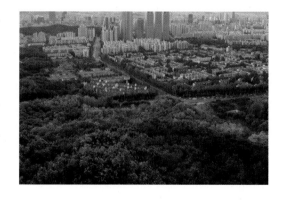

흙은 부피의 반 이상이 빈틈으로 이루어져 있다. 흙은 식물이 필요로 하는 이산화탄소를 대기로 되돌려주고, 지구상의 탄소환경이 항상 유지될 수 있도록 중요한 역할을 하고 있다.

흙 속의 미생물이 활동을 하고 있기 때문에 메탄과 질소산화물을 비롯한 가스 성분이 생성 또는 소실되고 있다.

최근 들어 급속한 인구 증가와 자연환경의 파괴로 인하여 흙과 대기의 오염은 지구환경에 영향을 미치고 있다. 산림은 비사와 토양의 건조를 억제시키는 작용을 하기 때문에 도심에 나무를 더 심어야 한다.

사람들이 정기적으로 건강 진단을 받듯이 흙도 산성도(pH)에 따라 영향을 받는다. 예를 들면 단단한 정도, 화학적 성질, 흙 속에 사는 미생물 종류 등으로 토양진단을 받는다. 흔히 연작장해 같은 농작물의 생육장해와 지하수의 질소 오염의 경우 원인을 안다면 농사를 실패하지 않는다.

흙 속에는 수억 마리의 미생물이 살고 있다. 돼지는 흙을 먹기 때문에 똥에 흙이 섞여 나온다. 동물들은 먹이에 영양소가 부족하면 흙을 핥아 먹는다.

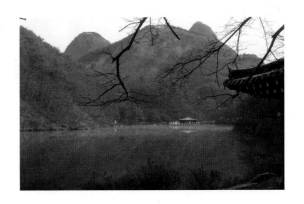

나무에 나이가 있듯이 흙에도 나이가 있다. 지하에 파묻힌 흙은 죽어버린 흙이

다. 식물과 미생물의 활동으로 건강한 흙이 만들어진다.

　해마다 중국의 사막에서 서풍을 타고 날아온 황사와 먼지는 건강을 위협하는 도구로 변했듯이 나무를 더 심어 흙의 황폐화를 막아야 한다.

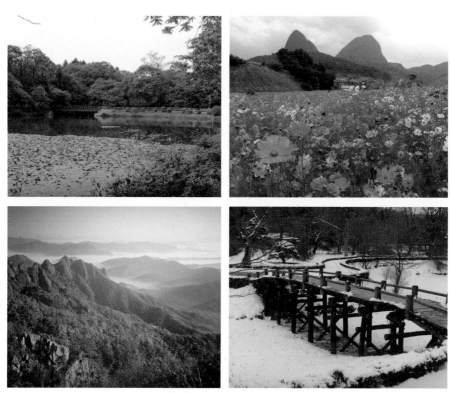

한반도의 아름다운 사계절

흙집학교
'흙처럼 아쉬람' 7박8일기

아파트 베란다 배수구에 이름 모를 꽃이 피었다. 어떻게 이런 곳에서 꽃을 피웠을까? 자세히 들여다보니 화분에 물을 줄 때 조금씩 쓸려 내려온 한 줌 한 줌의 흙들이 모여 싹을 틔울 수 있었다. 눈을 돌려 밖을 보니 아스팔트 틈에도, 콘크리트 보도블록 사이에도 한 줌의 흙만 있으면 어김없이 생명체가 자라고 있다.

흙은 생명이다. 어릴 적 흙장난을 좋아했다. 흙집에서 태어나 흙과 함께 놀았다. 흙에는 유년의 추억이 그대로 녹아있다. 나이가 들수록 어린 시절이 그리웠던 탓일까? 흙으로 집을 짓는 학교를 알게 돼 덜컥 등록했다.

'뚝딱 뚝딱'

TV도 라디오도 없는 강원도 산골에 망치질 소리가 요란하다. 카메룬 어린이들에게 제대로 된 흙집을 지어주고 싶다고 아프리카에서 온 여선교사, 아픈 부인을 위해 손수 흙집을 지어 병을 고쳐주고 싶다는 아기 아빠도 있다.

삶의 궤적은 다르지만 저마다 가슴에 이름표를 붙이고 못 주머니를 옆구리에 차고 수업에 임하는 모습들이 진지하다. 7박 8일 동안 자신만의 흙집을 지어보겠다고 구슬땀을 흘리며 '행복한 노동'을 자처한 흙집학교 학생들이다.

"새나 벌처럼 자연의 모든 생명체가 손수 자기 집을 짓는데 왜 사람들은 스스로 집을 못 지을까?" 선생님의 화두에 학생들 모두 눈망울을 반짝인다.

"인간도 스스로 집을 지을 수 있는 DNA가 있어요. 하지만 어느 순간 우리는 건축업자에게 모든 것을 맡기면서 스스로 집을 짓는 즐거움과 능력을 잃어버렸죠." 대학에서 철학을 강의하다 문득 이런 깨달음을 얻은 흙집 학교 고제순(57) 교장은 손수 집짓기를 통해 문제 해결 능력이 길러지고, 노동의 즐거움을 체험하면서 삶의 자신감이 생긴다고 강조한다.

〈후략〉

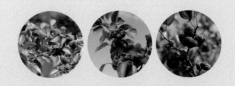

건강을 잃으면 세상은 없다.

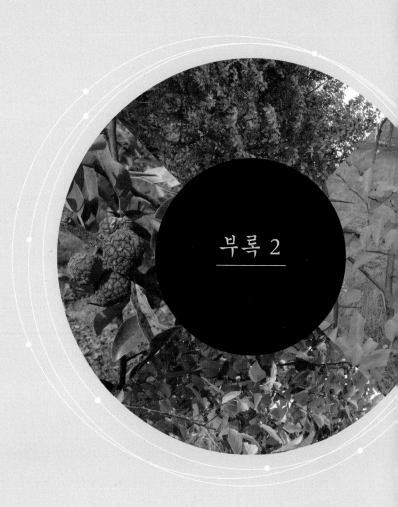

부록 2

꾸지뽕에
대한 궁금증(Q&A)

Q1. 꾸지뽕 복용 방법을 알려 주세요.

A. 꾸지뽕을 먹는 방법은 다양합니다. 잎, 열매, 가지, 뿌리를 식용, 약선, 차, 분말, 효소, 술, 환으로 먹을 수 있습니다.

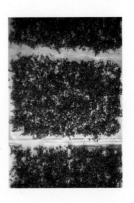

잎을 따서 말리는 방법은 다 같습니다. 삶으면 잎에 함유된 배당체가 많이 손실되므로 맑은 물에 씻은 후, 그대로 그늘보다는 햇볕에 말려야 합니다.

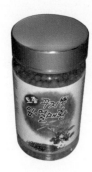

분말로 먹을 때는 방앗간이나 제분소에서 곱게 갈아서 식후에 숟가락으로 한 번에 5~7g 정도 먹습니다.

분말로 먹기가 불편할 때는 제분소에서 찹쌀로 배합해서 만든 환으로 1회에 30~50알을 먹으면 좋습니다. 혈압이나 혈당에는 먹는 양에 비례해서 효과가 다릅니다.

248

구 분	방 법
잎	봄에 부드러운 잎을 따서 햇빛에 말려 적당히 부숴, 녹차처럼 물에 우려 마시거나 주전자에 넣고 끓여 먹는다.
열 매	가을에 성숙한 빨간 열매를 따서 생으로 먹거나, 열매의 50% 설탕을 녹인 시럽을 붓고 100일 후에 효소 1에 찬물 5를 희석해서 먹거나, 술을 부어 2개월이 지난 후 마신다.
가지 및 뿌리	수시로 채취하여 적당한 크기로 잘라서 주전자에 넣고 끓여 먹거나, 용기에 넣고 가지의 100% 설탕을 녹인 시럽을 붓고 100일 후에 효소 1에 찬물 5를 희석해서 먹는다.

Q2. 꾸지뽕과 다른 약을 같이 먹어도 문제가 없나요?

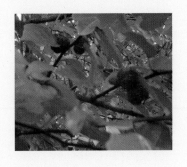

A. 꾸지뽕은 밥을 먹을 때 나물이나 채소로 보면 됩니다. 우리가 약을 먹을 때 식후에 먹는 경우도 있고, 한약을 먹을 때 공복에 먹는 경우도 있고 같이 먹어서는 안 되는 것이 있습니다.

반면 꾸지뽕은 양약이나 한약을 먹는다 해서 밥을 먹을 때 시금치나 콩나물을 먹지 말라는 법이 없듯이 꾸지뽕은 부작용이 없는 식물이기 때문에 먹어도 됩니다.

Q3. 꾸지뽕의 효능을 알려주세요.

A. 앞에서 자세히 말했지만 꾸지뽕은 100% 약이라고까지 말할 수는 없습니

다. 전통의서이나 현대의학으로 밝혀진 부분도 있지만 일종의 건강식품이라고 할 수 있습니다.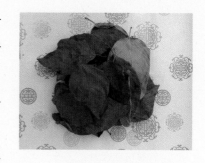

꾸지뽕잎을 장기간 먹다 보면 체내의 콜레스테롤이 떨어지고 동맥경화가 완화됩니다. 현대인이 앓고 있는 병은 잘못된 생활과 식습관에서 비롯됩니다. 이런 습관이 쌓여서 병이 되기 때문에 꾸지뽕 복용이 예방에 기대됩니다.

전통의서나 현대의학으로 그동안 밝혀진 꾸지뽕의 효과를 정리하면 아래와 같습니다.

- 암 예방과 치료
- 고혈압 저하
- 혈당 저하
- 여성 질환(자궁 근종 외)
- 면역력 증가
- 노화 억제
- 암 세포의 증가 억제
- 용종, 선종, 종기의 억제
- 혈액순환 향상
- 관절염 및 신경통
- 변비 예방

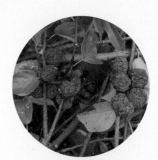

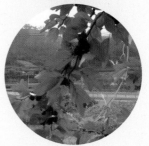

250

Q4. 꾸지뽕나무와 뽕잎은 어떤 차이가 있나요?

A. 옛날에 누에를 기를 때 뽕잎을 먹였습니다. 뽕잎이 떨어지면 산에 자생하는 자연산 산뽕나뭇잎을 따서 먹이기도 했고, 대용으로 꾸지뽕나뭇잎을 따서 먹였습니다.

뽕나무는 식품의약품안전청이 정한 식용 가능한 식품으로 선정되어 식용과 약용으로 가치가 높아 꽃, 잎, 줄기껍질, 뿌리껍질, 열매 모두를 씁니다.

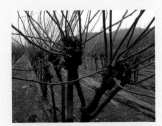

일반뽕나무

최근에 꾸지뽕잎에 들어 있는 폴리페놀 성분이 노화를 억제하고, 루틴(rutin) 성분은 모세혈관을 튼튼하게 하여 뇌졸중을 예방하고, 혈당 저하 성분이 있어 당뇨환자에게 좋고, 혈압도 낮추는 것으로 알려져 있습니다. 뽕나무에는 가시가 없지만 꾸지뽕나무에는 날카로운 가시가 있습니다. 최근에는 가시가 없는 꾸지뽕나무가 개발되어 농가에 보급되고 있습니다.

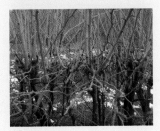

꾸지뽕나무

Q5. 꾸지뽕을 먹으면 그동안 해 오던 약의 복용, 식이요법이나 운동을 중지해도 되나요?

A. 꾸지뽕을 먹어도 그동안 복용하는 약이나 운동을 끊으면 안 됩니다. 꾸

지뿅은 일종의 보조 수단이기 때문입니다.

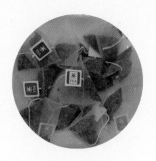

당뇨가 있어 인슐린을 맞는 환자는 자신이 조금씩 주사량을 줄일 수 있다는 것을 당 체크를 통해 알 수 있습니다. 지속적인 운동과 식사 요법은 항상 철저하게 이행해야 합니다.

Q6. 꾸지뿅을 얼마 동안 복용해야 효과가 나타나나요?

A. 암 환자는 장기간 복용을 해야 하고, 당뇨병의 경우에는 보통 7일째부터 나타나는 경우가 있는데 보통 2주 정도면 효과를 확인할 수 있습니다. 고혈압인 경우는 몇 개월 후에 나타나기 때문에 평소에 먹던 혈압약을 끊으면 안 됩니다. 처음에는 혈압이 높지만 점차 안정적이 되면서 정상 혈압에 접근해 갑니다.

고혈압은 소리 없는 살인자이기 때문에 혈압계를 수시로 비치하여 재어 보면서 정상적인 혈압일 때 혈압약을 중단하고, 그 후 변화를 지켜보아야 합니다.

Q7. 꾸지뽕을 한꺼번에 많이 먹으면 어떻게 되나요?

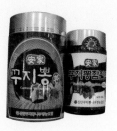

A. 꾸지뽕은 무엇보다도 독성과 부작용이 없다는 것이 큰 장점입니다. 건강한 사람이 복용하면 성인병이 예방되고, 성인이 하루 뽕잎을 3.5kg씩 먹어도 해가 없다는 독성 실험 결과가 이를 뒷받침하듯이 꾸지뽕을 적당히 먹으면 좋습니다.

Q8. 꾸지뽕을 어디에서 구할 수 있나요?

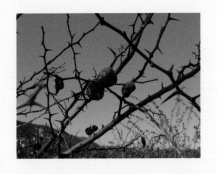

A. 서울 약령시장(경동시장), 대구 약령시장 외 전국의 전문 약초 매장, 건강식품점에서 구입할 수 있습니다.
최근에는 인터넷을 통해서도 구할 수 있습니다. 꾸지뽕 가공 방법이나 채취시기에 따라 효과가 다를 수 있으므로 꾸지뽕만을 전문적으로 취급하는 고성군 농업기술센터를 통해 안내받아 구입할 것을 권합니다.

Q9. 꾸지뽕으로 효소를 만들 때 뜸팡이가 생겼을 때 해결은 어떻게 하나요?

A. 설탕이 부족한 상태이기 때문에 설탕을 넣고 저어 주면 됩니다.

Q10. 꾸지뽕으로 효소를 담갔는데 100일 전에 왜 구더기가 생기나요?

A. 주로 농약을 사용하지 않는 쑥이나 나물 종류에서 구더기가 생기기 때문입니다. 따라서 충분히 물로 씻은 후, 물기를 뺀 다음에 시럽을 붓고 쇠파리가 이물질을 배설할 수 없도록 봉하고, 그 이후에도 수시로 확인해서 생기면 버려야 합니다.

Q11. 꾸지뽕 효소가 숙성 기간에 이상한 냄새가 날 때는 어떻게 해야 하나요?

A. 햇빛을 장시간 쬐었을 때는 그늘진 장소로 옮겨 놓고, 설탕이 부족한 상태이기 때문에 설탕을 넣고 저어 주면 됩니다.

Q12. 항아리나 용기 바닥에 설탕이 가
라앉아 떡처럼 굳었을 때는 어떻게
해야 하나요?

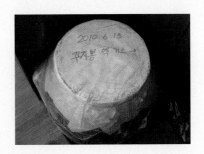

A. 설탕이 바닥에 떡처럼 굳어 버리면 용
기의 설탕물이 부족해져서 부패하여 뜸팡이
가 생기기도 합니다. 하지만 미생물이 유기물을 분해할 때 악취를 내거나 유
독물질을 발생하여 식물체의 고유한 냄새가 아닌 이상한 냄새가 날 때는 바닥
의 설탕을 수시로 저어 주면 됩니다.

Q13. 꾸지뽕으로 효소를 만들 때 반드시 전통 항아리를 사용해야 하나
요? 그리고 아파트 베란다에 오래 두면 용기가 왜 폭발하는지요?

A. 꼭 그렇지 않습니다. 항아리를 사용하면 좋지만 투명 용기나 유리병을
사용해도 됩니다. 다만, 투명 용기를 사용할 때는 숨을 쉴 수 있도록 망사나
한지(韓紙)를 사용하는 게 좋습니다.
용기가 폭발하는 이유는 용기 속의 미생물과 균류 등의 증식으로 인한 기포
가 발생하여 병마개 입구가 작을 경우 발생하는 경우가 종종 있기 때문에 용
기의 뚜껑이 넓은 것을 사용해야 합니다.

Q14. 왜 저온 냉장보관을 하나요?

A. 효소는 '단백질 알갱이'이기 때문에 상온(25도 이상)에서는 변이가 일어나고, 활성력이 떨어지고, 41°C가 넘으면 죽기 때문입니다.

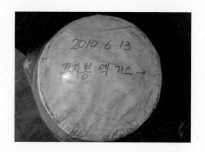

Q15. 꾸지뽕 효소를 당뇨환자가 음용해도 되는지요?

A. 가장 많은 질문입니다. 어떤 효소든지 설탕처럼 달기 때문에 당뇨환자가 음용하지 못하는 것으로 알고 있지만 결론은 당뇨환자가 음용하면 매우 좋습니다.

일본은 장수국입니다. 60년 전통을 가지고 있는 만다 효소를 음용하기 때문입니다. 일본의 만다 효소에 의하면 3년이 지나면서부터 단당류로 바뀌고, 7년이 넘으면 다당류인 효소가 된다는 것을 과학적으로 밝혀냈다고 합니다.

독일에서는 수분을 뺀 후에 과립으로 복용하고 있습니다. 효소는 당(설탕)이나 단당류(포도당, 과당)가 아닌 다당류이기 때문에 전혀 문제가 없습니다.

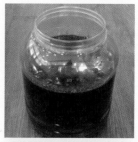

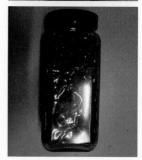

256

Q16. 효소 원액을 먹으면 어떻게 되나요?

A. 결론부터 말하면 먹으면 안 됩니다. 다만, 배가 아플 때 매실 효소 한 스푼 정도는 괜찮습니다. 우리가 건강에 좋다 하여 식초나 꿀을 한꺼번에 많이 먹지 않듯이 반드시 찬물에 희석해서 음용해야 합니다.

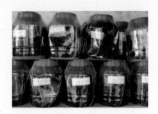

Q17. 꾸지뽕으로 담근 술에 대하여 알려주세요.

A. 꾸지뽕나무의 잎, 열매, 줄기, 뿌리를 술에 담가 일정기간이 지난 후에 먹을 수 있습니다.

잎과 열매는 그대로 사용하고, 가지는 적당한 크기로 잘라서 씁니다. 뿌리는 흙을 제거한 후에 적당한 크기로 잘라서 용기에 넣고 19도 소주를 붓고, 최소 2개월 후부터 먹을 수 있습니다. 취침 전에 소주잔으로 두세 잔 드시면 좋은 것으로 알려져 있습니다.

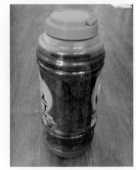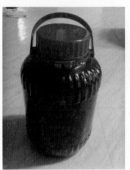

전국 묘목시장 및 상설시장

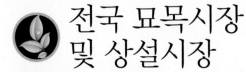

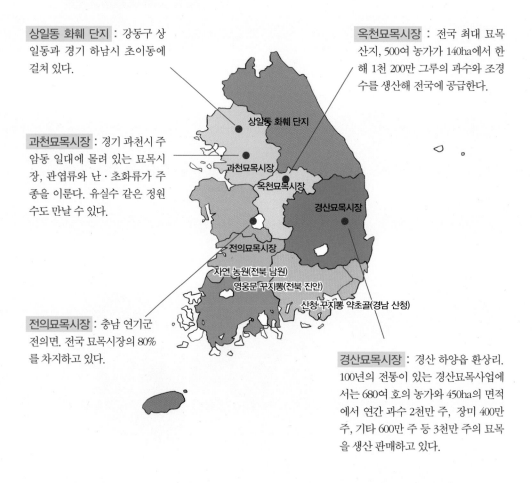

상일동 화훼 단지 : 강동구 상일동과 경기 하남시 초이동에 걸쳐 있다.

과천묘목시장 : 경기 과천시 주암동 일대에 몰려 있는 묘목시장, 관엽류와 난·초화류가 주종을 이룬다. 유실수 같은 정원수도 만날 수 있다.

옥천묘목시장 : 전국 최대 묘목 산지, 500여 농가가 140ha에서 한해 1천 200만 그루의 과수와 조경수를 생산해 전국에 공급한다.

전의묘목시장 : 충남 연기군 전의면. 전국 묘목시장의 80%를 차지하고 있다.

경산묘목시장 : 경산 하양읍 환상리. 100년의 전통이 있는 경산묘목사업에서는 680여 호의 농가와 450ha의 면적에서 연간 과수 2천만 주, 장미 400만 주, 기타 600만 주 등 3천만 주의 묘목을 생산 판매하고 있다.

상일동 화훼 단지

과천묘목시장

옥천묘목시장

경산묘목시장

전의묘목시장

자연 농원(전북 남원)

영웅문 꾸지뽕(전북 진안)

산청·꾸지뽕 약초골(경남 산청)

나무를 상담할 수 있는 곳

구 분	홈페이지	연락처
국립산림과학원	www.kfri.go.kr	02-961-2511~2
농촌진흥청	www.rda.go.kr	063-238-1000
한국조경수협회	www.klta.or.kr	042-822-5793~4
농지은행	www.fbo.co.kr	1577-7770
트리디비	www.treedb.co.kr	02-571-7582
엘티	http://cafe.naver.com/zmsrlf33349894545	
조경커뮤니티	http://cafe.naver.com/teamsis	

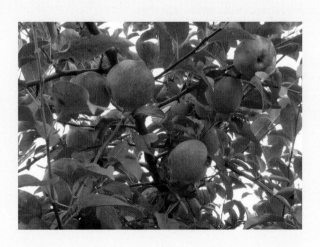

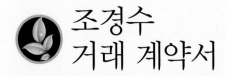

조경수
거래 계약서

매수인 (주) OOOOO(이하 "갑")과 매도인 OOO(이하 "을")은 수목을 납품함에 있어 다음과 같이 쌍방합의하여 계약한다.

1. 계약명	OOO 현장 소나무 납품건					
2. 수목소재지	OOO도 OOO시 OOO리 OOO번지					
3. 계약내역	2015년 월 일 ~ 2015년 월 일 ~					
4. 계약금액	일금 OOOOOO 원정 (OOO,OOO,OOO)					
5. 계약내역	품 명	규 격	수 량	단가(원)	금액(원)	비 고
	합 계					
6. 결제조건	계약금	일금 OOOOOO 원정 (OOO,OOO,OOO) - 상차후 지급				
	중도금					
	잔 금	일금 OOOOOO 원정 (OOO,OOO,OOO) - 4월 30일 지급				

7. 계약조건

1) 단가기준은 현장(도착도) 기준으로 한다.
2) 모든 인허가 및 민·형사상의 책임은 '을'이 진다.
3) '갑'이 검목한 수목은 어떠한 경우라도 제3자에게 판매할 수 없다.
4) 검목한 수목이 굴취하여 상차 작업 시 불량품으로 판정되면 계약수량에서 감산한다.
5) 수목의 굴취 및 상차 시 '갑'은 '을'에게 품질유지를 위해 기술지도 및 감독한다.
6) 계약수량은 현장 여건에 따라 상호협력하여 5% 내에서 증감할 수 있다.
7) 계약위반 시 계약금을 포함한 투입금액의 3배를 위반자가 변상한다.
8) 허가서류 일체를 계약시 첨부하여 제출한다.
9) 계약보증인은 '을'과 연대하여 계약조건을 책임진다.
10) '을'의 귀책사유로 상차가 불가하여 회차된 운반차량에 대한 보상은 '을'이 책임진다.
11) 수목 반출에 대한 운반로 조성 및 민원발생은 '을'이 책임진다.
12) 사업자등록증 사본 또는 주민등록증 사본을 계약서에 첨부한다.

8. 특약사항

2015년   월   일

매수인 "갑"   매도인 "을"
주 소 :   주 소 :
사업자번호(주민번호) :   사업자번호(주민번호) :
상 호 :   상 호 :
성 명 :   성 명 :

나무 및 약초를 상담할 수 있는 기관

구 분	기관명	주 소	연락처
진흥청	농촌진흥청	전라북도 전주시 완산구 중동 691번지	063-238-1000
농업 기술원	경기도 농업기술원	화성시 기산동 315	031-229-6114
	강원도 농업기술원	춘천시 충렬로 217	033-254-7901
	충청북도 농업기술원	천원군 오창면 괴정리 383	043-220-8330
	충청남도 농업기술원	예산군 신암면 종경리 365	041-330-6200
	전라북도 농업기술원	익산시 신흥동 270	063-839-0200
	전라남도 농업기술원	나주시 산포면 산제리 206-7	061-330-2600
	경상북도 농업기술원	대구광역시 북구 동호동 189	053-320-0200
	경상남도 농업기술원	진주시 초전동 1085-1	055-771-6114
	제주도 농업기술원	제주시 선덕로 29	064-760-7214
특별시 광역시	서울특별시 농업기술센터	서초구 헌능길 1-2	02-459-8992
	부산광역시 농업기술센터	강서구 대저1동 2426-2	051-972-0491
	기장군 농업기술센터	기장군 기장읍 만화리 338-28	051-709-4881
	대구광역시 농업기술센터	동구 방촌동 1050-30	053-982-3812
	달성군 농업기술센터	달성군 옥포면 교항리 2521-1	053-668-3211
	인천광역시 농업기술센터	부평구 열우물길 10	032-427-5959
	강화군 농업기술센터	강화군 불은면 삼성리 1072-42	032-937-7050
	옹진군 농업기술센터	남구 용현동 627-608	032-899-3220

구 분	기관명	주 소	연락처
특별시 광역시	광주광역시 농업기술센터	광산구 용곡동 712	062-944-1610
	대전광역시 농업기술센터	유성구 대덕대로 1225	042-935-5959
	울산광역시 농업기술센터	울주군 청량면 문죽리 253	052-247-8301
경기도	수원시 농업기술센터	수원시 권선구 오목천동 40	031-228-2571
	성남시 농업기술센터	성남시 분당구 이매동 96-2	031-703-5950
	고양시 농업기술센터	고양시 덕양구 원흥동 471-10	031-962-6012
	안산시 농업기술센터	안산시 단원구 고잔동 766-1	031-481-2567
	용인시 농업기술센터	용인시 원삼면 사암리 858-1	031-324-4033
	의정부시 농업기술센터	의정부시 용현동 490-1	031-828-4571
	남양주시 농업기술센터	남양주시 진건읍 사능1리 92-1	031-590-2572
	평택시 농업기술센터	평택시 오성면 숙성리 96	031-659-4848
	시흥시 농업기술센터	시흥시 장현동 272-9	031-310-2572
	화성시 농업기술센터	화성시 봉담읍 상리 27-1	031-369-3605
	파주시 농업기술센터	파주시 아동동 91-6	031-940-4812
	이천시 농업기술센터	이천시 중리동 386-1	031-644-4111
	김포시 농업기술센터	김포시 월곶면 갈산리 536-15	031-980-5083
	포천시 농업기술센터	포천시 신북면 기지리 647-1	031-538-2568
	광주시 농업기술센터	광주시 목현동 42-1	031-760-4757
	안성시 농업기술센터	안성시보개면 불현리 산5-1	031-674-2001
	의왕시 농업기술센터	의왕시 백운로 15 오전동 413-1	031-345-2571
	양주시 농업기술센터	양주시 광적면 광석리 278	031-820-5602

구 분	기관명	주 소	연락처
경기도	여주군 농업기술센터	여주군 여주읍 상거리 5-5	031-882-5959
	양평군 농업기술센터	양평군 양평읍 공홍리 산48-1	031-770-3573
	가평군 농업기술센터	가평군 가평읍 승안리 100	031-582-2393
	연천군 농업기술센터	연천군 연천읍 차탄 1리	031-839-4201
강원도	춘천시 농업기술센터	춘천시 신북읍 율문 5리 272-14	033-250-3371
	원주시 농업기술센터	원주시 흥업면 흥대길 9	033-737-4111
	강릉시 농업기술센터	강릉시 사천면 미노리 산 61-1	033-640-6504
	동해시 농업기술센터	동해시 부곡동 227-2	033-531-8292
	태백시 농업기술센터	태백시 황지동 263-10	033-550-2721
	속초시 농업기술센터	속초시 교동 979	033-633-5959
	삼척시 농업기술센터	삼척시 근덕면 교가리 424-85	033-573-2737
	홍천군 농업기술센터	홍천군홍천읍 번영로 417	033-434-2219
	횡성군 농업기술센터	횡성군 공근면 학담2리 775	033-340-2551
	영월군 농업기술센터	영월군 영월읍 덕포8리 951	033-373-5959
	평창군 농업기술센터	평창군 평창읍 여만리 357-6	033-332-2037
	정선군 농업기술센터	정선군 북평면 남평3리 412-1	033-562-5861
	철원군 농업기술센터	철원군 동송읍 장흥리 761	033-450-5551
	화천군 농업기술센터	화천군 화천읍 상2리 659-3	033-441-5959
	양구군 농업기술센터	양구군 양구읍 하리 58-1	033-480-2554
	인제군 농업기술센터	인제군 인제읍 남북2리 427	033-461-2766
	고성군 농업기술센터	고성군 간성읍 신안읍 390	033-681-5959

구 분	기관명	주 소	연락처
강원도	양양군 농업기술센터	양양군 손양면 송현리 278	033-671-8772
충청 북도	청주시 농업기술센터	청주시 흥덕구 강서동 194	043-220-4249
	충주시 농업기술센터	충주시 봉방동 87-1	043-848-5959
	제천시 농업기술센터	제천시 봉양읍 미당리 211-1	043-645-5959
	청원군 농업기술센터	청원군 상당구 운동동 418-1	043-543-5959
	보은군 농업기술센터	보은군 보은읍 강산리 342	043-733-5959
	옥천군 농업기술센터	옥천군 옥천읍 매화리 236-5	043-743-5959
	영동군 농업기술센터	영동군 영동읍 부용리 610	043-838-5959
	증평군 농업기술센터	증평군 증평읍 교동리 61	043-539-4111
	진천군 농업기술센터	진천군 진천읍 교성리 313-3	043-251-4311
	괴산군 농업기술센터	괴산군 괴산읍 서부리 704	043-834-5959
	음성군 농업기술센터	음성군 음성읍 용산리 258	043-872-5959
	단양군 농업기술센터	단양군 안양읍 별곡리 310	043-423-5959
충청 남도	천안시 농업기술센터	천안시 목천읍 신계리 280-1	041-522-6141
	공주시 농업기술센터	공주시 우성면 도천리 1-2	041-854-5959
	보령시 농업기술센터	보령시 주포면 관산리 432	041-933-5959
	아산시 농업기술센터	아산시 염치읍 영성리 186-2	041-544-5959
	서산시 농업기술센터	서산시 예천동 496-1	041-662-5959
	논산시 농업기술센터	논산시 부적면 덕평리 40-8	041-733-5959
	계룡시 농업기술센터	계룡시 금암동 10	041-840-2552
	금산군 농업기술센터	금산군 군북면 내부리 580-6	041-750-3511
	연기군 농업기술센터	연기군 서면 쌍전리 16	041-861-2702
	부여군 농업기술센터	부여군 규암면 노화리 325-1	041-830-2472

구 분	기관명	주 소	연락처
충청 남도	서천군 농업기술센터	서천군 마서면 계동리 88-1	041-951-5959
	청양군 농업기술센터	청양군 청양읍 교월리 175-1	041-943-5959
	홍성군 농업기술센터	홍성군 홍성읍 옥암리 420-4	041-632-2593
	예산군 농업기술센터	예산군 신암면 종경리 281-22	041-339-8126
	태안군 농업기술센터	태안군 태안읍 송암리 770-2	041-673-5959
	당진군 농업기술센터	당진군 당진읍 원당리 486	041-350-4111
전라 북도	군산시 농업기술센터	군산시 개정면 운회리 633-7	063-450-3000
	익산시 농업기술센터	익산시 함열읍 다송리 721-36	063-861-5959
	정읍시 농업기술센터	정읍시 상동 355-1	063-836-7684
	남원시 농업기술센터	남원시 이백면 서곡리 429	063-635-3862
	김제시 농업기술센터	김제시 교동 136	063-540-4500
	완주군 농업기술센터	완주군 고산면 삼기리 945-70	063-263-2100
	진안군 농업기술센터	진안군 진안읍 단양리 291	063-433-2549
	무주군 농업기술센터	무주군 무주읍 당산리 749-2	063-320-2114
	장수군 농업기술센터	장수군 장수읍 노하리 378-3	063-351-5391
	임실군 농업기술센터	임실군 임실읍 갈마리 280	063-640-4666
	순창군 농업기술센터	순창군 순창읍 복실리 132	063-650-1551
	고창군 농업기술센터	고창군 고창읍 읍내리 512-1	063-564-2121
	부안군 농업기술센터	부안군 행안면 역리 234	063-582-9701
	전주시 농업경영사업소	전주시 덕진구 장동 452-32	063-281-2114
전라 남도	여수시 농업기술센터	여수시 주삼동 812-2	061-690-2711
	순천시 농업기술센터	순천시 승주읍 서평리 555	061-749-3684
	나주시 농업기술센터	나주시 송월동 1100	061-330-4901

구 분	기관명	주 소	연락처
전라남도	광양시 농업기술센터	광양시 광양읍 칠성리 70	061-797-3556
	담양군 농업기술센터	담양군 담양읍 천변리 396-4	061-380-3431
	곡성군 농업기술센터	곡성군 곡성읍 교촌리 20	061-360-8371
	구례군 농업기술센터	구례군 구례읍 봉서리 891-5	061-780-2074
	고흥군 농업기술센터	고흥군 고흥읍 남계리 400	061-835-5959
	보성군 농업기술센터	보성군 보성읍 옥평리 779	061-852-2983
	화순군 농업기술센터	화순군 화순읍 삼천리 623-2	061-370-1551
	장흥군 농업기술센터	장흥군 장흥읍 원도리 276	061-862-7641
	해남군 농업기술센터	해남군 해남읍 용정리 46-2	061-530-5551
	영암군 농업기술센터	영암군 덕진면 장선리 676-6	061-470-2557
	무안군 농업기술센터	무안군 무안읍 성남리 582-1	061-450-5371
	함평군 농업기술센터	함평군 학교면 월산리 167-1	061-320-3552
	영광군 농업기술센터	영광군 군서면 만곡리 181-59	061-350-5572
	장성군 농업기술센터	장성군 장성읍 유탕리 1391-1	061-394-5959
	완도군 농업기술센터	완도군 완도읍 군내리 885-2	061-550-5551
	진도군 농업기술센터	진도군 군내면 송산리 181-59	061-540-3556
	신안군 농업기술센터	목표시 용해동 236	061-276-2265
	강진군 농업기술센터	강진군 강진읍 서성리 71-2	061-430-3631
경상북도	포항시 농업기술센터	포항시 북구 홍해읍 매산리 16-1	054-262-3618
	경주시 농업기술센터	경주시 용강동 873-6	054-745-5959
	김천시 농업기술센터	김천시 신음동 469	054-432-6823
	안동시 농업기술센터	안동시 송천동 1319-54	054-840-5631
	구미시 농업기술센터	구미시 선산읍 이문리 509	054-482-1271

266

구 분	기관명	주 소	연락처
경상 북도	영주시 농업기술센터	영주시 안정면 안심1리 131	054-632-5030
	영천시 농업기술센터	영천시 금노동 398-1	054-330-6845
	상주시 농업기술센터	상주시 초산동 720-1	054-533-5968
	문경시 농업기술센터	문경시 흥덕동 431-2	054-550-8231
	경산시 농업기술센터	경산시 자인면 북사리 502	054-856-6372
	군위군 농업기술센터	군위군 군위읍 서부리 45-1	054-380-6482
	의성군 농업기술센터	의성군 봉양면 분토리 928	054-833-5959
	청송군 농업기술센터	청송군 청송읍 송생리 720	054-873-2440
	영양군 농업기술센터	영양군 영양읍 대천리 568	054-683-2291
	영덕군 농업기술센터	영덕군 영덕읍 구미리 167-1	054-730-6483
	청도군 농업기술센터	청도군 화양읍 범곡리 134	054-370-6484
	고령군 농업기술센터	고령군 고령읍 내곡리 528-1	054-956-9111
	성주군 농업기술센터	성주군 대가면 옥성리 197	054-933-1621
	칠곡군 농업기술센터	칠곡군 약목면 동안리 831	054-974-1607
	예천군 농업기술센터	예천군 예천읍 동본리 174	054-650-6488
	봉화군 농업기술센터	봉화군 봉성면 금봉리 904	054-679-6811
	울진군 농업기술센터	울진군 원남면 매화리 1032-28	054-783-0034
	울릉군 농업기술센터	울릉군 울릉읍 사동리 541-8	054-791-5110
경상 남도	창원시 농업기술센터	창원시 명서동 504	055-212-2114
	마산시 농업기술센터	마산시 진북면 지산리 226-19	055-220-5310
	진주시 농업기술센터	진주시 상대동 284	055-749-2391
	진해시 농업기술센터	진해시 성내동 205	055-549-2114
	통영시 농업기술센터	통영시 광도면 죽림리 417	055-650-6210

구 분	기관명	주 소	연락처
경상 남도	사천시 농업기술센터	사천시 용현면 신복리 500	055-831-4760
	김해시 농업기술센터	김해시 전하동 900	055-330-4301
	밀양시 농업기술센터	밀양시 상남면 기산리 1040	055-359-5405
	거제시 농업기술센터	거제시 신현읍 고현리 552	055-639-3900
	양산시 농업기술센터	양산시 동면 석산리 392	055-380-4928
	의령군 농업기술센터	의령군 의령읍 서동리 195	055-570-2114
	함안군 농업기술센터	함안군 가야읍 산서리 684-513	055-580-3301
	창녕군 농업기술센터	창녕군 대지면 효정리 299-1	055-530-2602
	고성군 농업기술센터	고성군 고성읍 서외리 77-1	055-670–2761
	남해군 농업기술센터	남해군 이동면 다정리 971	055-864-2971
	하동군 농업기술센터	하동군 적량면 동산리 1694	055-883-4513
	산청군 농업기술센터	산청군 산청읍 병정리 381-7	055-970-7801
	함양군 농업기술센터	함양군 함양읍 용평리 630-3	055-960-5301
	거창군 농업기술센터	거창군 거창읍 대평리 1359-19	055-943-5959
	합천군 농업기술센터	합천군 합천읍 합천리 863-1	055-930-3978
제주도	제주도 농업기술원	제주특별자치도 서귀포시 중앙로 308	064-760-7213
	남부 농업기술센터	제주특별자치도 남원읍 하례2리 1558	064-713-5959
	북부 농업기술센터	제주특별자치도 제주시 애월읍 하귀 1리 686-1	064-733-5959

꾸지뽕
살 수 있는 곳

(1) 전북 진안 영웅문 꾸지뽕(010-9640-6562, 011-9046-6480)

전북 진안고원의 백마산과 덕태산 자락에서 5만여 평의 농장에 오가피와 꾸지뽕을 20년 째 재배하면서 각종 꾸지뽕으로 만든 잎차, 환, 엑기스, 효소 등을 판매하고 있다.

(2) 전북 남원 자연농원(010-9154-8700, 063-635-1414)

전북 남원에서 4형제가 3,000천여 평의 농장을 운영하면서 전국 지자체의 장날에 각종 정원수, 유실수, 특용수, 묘지수을 진열하고 판매하고 있으며, 귀농인, 귀촌인, 농업인들에게 묘목을 통해 안정적으로 고수익할 수 있는 방법과 재배기법을 전수하고 있다.

(3) 경남 산청 꾸지뽕 약초골(011-403-2013, 042-526-7115)

현재 꾸지뽕 약초골은 전국 최대 규모인 20만 평이다.
1농장은 산청, 2농장은 청주, 3농장은 해남, 4농장은 계룡, 5농장은 장수, 6농장은 부여 등 총 17군데에서 꾸지뽕 묘목 1년생~접목 7년생까지 널리 보급하고 있다.

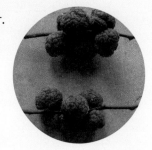

참고문헌

· 일본임업기술협회, 《흙의 100가지 신비》, 중앙생활사, 2010
· 사토우치 아이, 《원예도감》, 진선출판사, 2010
· 송광섭, 《나무부자들》, 빠른거북이, 2012
· 정구영, 《나무 동의보감》, 글로북스, 2013
· 농촌진흥청 꾸지뽕 자료
· 약용자원식물연구소 연구 자료
· 이완주, 《성인병을 예방하는 뽕잎 건강법》, 중앙생활사, 2003
· 인터넷 검색 자료(천상배, 고성, 신안)
· 한국농어촌공사, 《전원생활 제대로 알기》, 2006

도움을 주신 분

· 농촌진흥청 김영일 박사
· 전라북도 농업기술원 약용자원연구소
· 꾸지뽕시대 안지인, 김영희 대표
· 산청 꾸지뽕 약초골 대표 장봉기 회장
· 대통영농조합법인 꾸지뽕 약초골 한상일 대표

음식 & 약초 & 지압

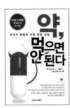

약, 먹으면 안 된다
후나세 슌스케 지음 | 강봉수 옮김

정지천 교수의 약이 되는 음식 상식사전
정지천 지음

내 몸을 살리는 약재 동의보감
정지천 지음

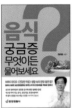
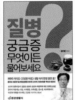

음식 궁금증 무엇이든 물어보세요
정지천 지음

> MBC 〈건강한 아침〉 출연
>
> eBook 구매 가능

질병 궁금증 무엇이든 물어보세요
정지천 지음

동국대학교 의료원 일산한방병원장 정지천 교수가 알려주는 건강비법!

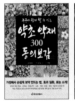
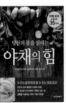

누구나 쉽게 할 수 있는 약초 약재 300 동의보감
엄용태 글 · 사진 | 정구영 감수 | 올컬러

당신의 몸을 살리는 야채의 힘
하시모토 키요코 지음 | 백성진 편역 · 요리 · 감수 | 올컬러

혈액을 깨끗이 해주는 식품 도감
구라사와 다다히로 외 지음 | 이준 · 타카자와 야요이 옮김

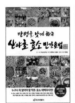
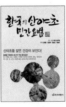
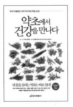

만병을 낫게 하는 산야초 효소 민간요법
정구영 글 · 사진 | 올컬러

한국의 산야초 민간요법
정구영 글 · 사진 | 올컬러

약초에서 건강을 만나다
정구영 글 · 사진 | 유승원 박사 추천 | 올컬러

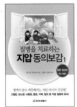

질병을 치료하는 지압 동의보감 1, 2
세리자와 가츠스케 지음 | 김창환 · 김용석 편역

> 20년 스테디셀러

그림을 보면서 누구나 쉽고 간단하게 따라할 수 있는 지압 건강서로
1권 〈질병 · 증상편〉, 2권 〈신체부위편〉으로 구성되었다.

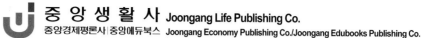

중 앙 생 활 사 Joongang Life Publishing Co.
중앙경제평론사 | 중앙에듀북스 Joongang Economy Publishing Co./Joongang Edubooks Publishing Co.

중앙생활사는 건강한 생활, 행복한 삶을 일군다는 신념 아래 설립된 건강·실용서 전문 출판사로서
치열한 생존경쟁에 심신이 지친 현대인에게 건강과 생활의 지혜를 주는 책을 발간하고 있습니다.

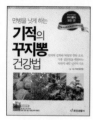

만병을 낫게 하는 기적의 꾸지뽕 건강법

초판 1쇄 발행 | 2015년 8월 22일
초판 2쇄 발행 | 2019년 1월 15일

지은이 | 정구영(GuYoung Jeong)
펴낸이 | 최점옥(JeomOg Choi)
펴낸곳 | 중앙생활사(Joongang Life Publishing Co.)

대   표 | 김용주
편   집 | 한옥수·유라미
디자인 | 박근영
마케팅 | 김희석
인터넷 | 김회승

출력 | 케이피알 종이 | 한솔PNS 인쇄 | 케이피알 제본 | 은정제책사

잘못된 책은 구입한 서점에서 교환해드립니다.
가격은 표지 뒷면에 있습니다.

ISBN 978-89-6141-161-5(03510)

등록 | 1999년 1월 16일 제2-2730호
주소 | ㉾04590 서울시 중구 다산로20길 5(신당4동 340-128) 중앙빌딩
전화 | (02)2253-4463(代) 팩스 | (02)2253-7988
홈페이지 | www.japub.co.kr 블로그 | http://blog.naver.com/japub
페이스북 | https://www.facebook.com/japub.co.kr 이메일 | japub@naver.com
♣ 중앙생활사는 중앙경제평론사·중앙에듀북스와 자매회사입니다.

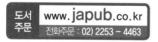

도서
주문   www.japub.co.kr
전화주문 : 02) 2253 - 4463

※ 이 도서의 국립중앙도서관 출판시도서목록(CIP)은 서지정보유통지원시스템 홈페이지(http://seoji.nl.go.kr)와
국가자료공동목록시스템(http://www.nl.go.kr/kolisnet)에서 이용하실 수 있습니다.(CIP제어번호: CIP2015016925)

중앙생활사에서는 여러분의 소중한 원고를 기다리고 있습니다. 원고 투고는 이메일을 이용해주세요.
최선을 다해 독자들에게 사랑받는 양서로 만들어 드리겠습니다. **이메일** | japub@naver.com